養生論の思想

Takizawa Toshiyuki
瀧澤利行

世織書房

［養生論の思想＊目次］

養生論の思想

［序章］

緒言

現代は「健康の時代」といってもよい。医療技術はいくつかの難しい領域を除けば、かなり精密なレベルに達しているし、先進諸国における公衆衛生活動や保健活動も質は高い。医療機関も過疎地域問題や看護師不足、医療費の均衡化の必要などいくつか重要な問題を抱えながらも医療の現場として機能している。

にもかかわらず、大衆の健康不安は霽れない。それは多くの民間健康法が手をかえ、品をかえて、健康雑誌などに紹介され、ブームとなることをみてもあきらかである。それは、科学的医療を信用していないことの表れでは決してない。現に多くの人々は、そのような民間健康法を試みながらも、医療機関への受診を欠かすことはない。

なぜ、健康はかくも人々の関心たりうるのか。もちろん生命を保持したいという本能に規定されていることは認めるとしても、なぜ大衆の民間健康法までがかくも次々ともてはやされるのか。

それは、大衆と呼ばれる人々が、何とか他者の力をなるべく使わずに自分の力で健康を考えて、行動したいという願望をもっていることを示している。

古くから東洋では、自らの知恵と力とで自らの健康をつくり、まもりながら、できるだけ長生きをして、「生」を充実させていく理念を「養生」と呼んできた。いまでも、わたくしたち日本人は、「医者の不養生ですよ」とか「ごゆっくりご養生下さい」というように、日常会話においてもしばしば「養生」を使う。本書の目的は、この「養生」について考えることである。

「養生」の理念や思想は、わたくしたち日本人、さらにいえば中国や朝鮮、台湾などの極東の文化圏にすむ人々の文化の中に、非常に広い範囲で深く浸透している。その広い領域にわたる「養生」の全容をくまなくとらえ、不足なく論じることはきわめて難しい。

そこで、本書では、さまざまな人々がそれぞれの時代の「養生」の理念や思想、内容や具体的方法などについて著した「養生論」を直接の検討の素材として、「養生」の本質にできるだけ多角的に接近することをめざしている。「養生」の本質を明らかにすることによって、現代社会において、健康に無関心な人々はもとより、健康不安や過剰な健康意識を抱いている人々の生活世界に「養生」の概念とその意味を提供することができれば、健康をめぐる思想や諸科学、そしてさまざまな制度を動かしていくことにつながることもあるだろう。

「養生論」は、そのときどきの養生論の供給者（執筆者＝書き手）が属した社会的ないしは文化的階層における宗教、倫理、道徳、医学、科学、芸術などの蓄積がその内容に表されているとともに、その養生論の受容者（購読者＝読み手）である人々の生活の実像をも反映し、その背後にある民族各層の生活信条や価値観にも大きく規定されている。すなわち、養生論は、ある民族における文化を創造する側と受容する側との間に生まれた、健康を主題とした文化的コミュニケーションの産物とみなすことができる。そこには、時には貴族や為政者といった支配階層が文化の創造者であって庶民がその受容者であることもあれば、時には庶民階層が文化の創造者であって支配階層がその文化内容を受容することもあるという「互換性」が成り立っている。

なお、「養生」は、日本では「ようじょう」と読むことが一般的であるが、日本の「養生」の源流となった中国思想においては、「養生」の概念やその思想を分析する場合には、「ようせい」と読むことが定則となっている。ここでは、その相違について異論を入れる意思はない。ただし、もし中国思想における「養生《ようせい》」思想が日本における「養生《ようじょう》」と区別されるべきであり、日本の「養生」は単に疾病予防や療養に関する概念であるとする理解がこの読み方をことさらに区分する慣行の背後にあるとすれば、筆者はそれは適切ではないと考える。日本の養生思想も、中国の養生思想と同様に、あるいは時にそれに増して、人間の「生」全体を支え、励ます思想と内容を含んでいたことは明らかである。それを具体的に示していくことは、まさに本書の課題なのである。

日本の養生論全体を直接の検討対象にした研究は比較的少ない。ただし部分的に本書と同様の問題への関心をもっていたり、同じ趣旨の記述をすでにおこなっている研究は少なくない。これまで、貝原益軒が著した日本の養生論の名著『養生訓』についての紹介や研究は、前川峯雄(1)、汲田克夫(2)、藤浪剛一(3)、今村嘉雄(4)、立川昭二(5)をはじめとして、数々の人々によってなされてきた。ただし、益軒『養生訓』の研究は、益軒研究においても養生論研究においても重要であるのだが、少なくとも江戸時代だけに限っても、一〇〇編を優に越える養生論がある中で、益軒『養生訓』に研究の関心が集中することは、他の養生論に対する関心を相対的に鈍くすることもあったのではあるまいか。ことに、刊行数の点だけに限っても、益軒『養生論』を含む元禄・正徳期をたやすく凌ぐ文化・文政・天保期の養生論の実状と特色については十分に分析がなされなかった。前にあげた今村嘉雄、さらに樺山紘一(6)、鈴木敏夫(7)、前坊洋(8)、そして筆者(9)が文化・文政・天保期の養生論に関しての紹介と考察をおこなっている。これらの研究も、文化・文政・天保期の文化のありようや人々の生活の実像の中で養生論を読み解くという点では不足するものを認めざるをえない。

なお、「養生」は、健康に関する技術と思想の文化であるから、東洋文化圏に限らず、世界に普遍的に存在しうる。ただし、西洋社会の養生論にまで深く筆を及ぼすほどの研究成果を筆者はもっていないので、それについては簡単な解説にとどめたい(10)。

西欧における養生論及び衛生論としては、ヒポクラテス(Hippocrates)の医学全集であるいわゆる『ヒポクラテス集典』中にも「養生法」の部が存在するし、ガレノス(Galen)の『衛生論』*De sanitate tuenda* や一二世紀の「サレルノ医学校」において編纂された『サレルノ養生書』*Regimen Sanitatis Salerunitanum* は、西欧医学史において最も広く知られた養生論である。

一五世紀には、印刷術の発展に伴って、大衆に向けた通俗的養生論が刊行された。なかでも、ドイツで刊行された『養生保健書』（一四七二年）、コナロ（L.Conaro）の『健全生活法』*Trattatodivitasobria*（一五六六年）などが知られていた。さらに、近代にはいると、フランスではティソー（Simon Andre Tissot）の『養生訓』*Avisau Peuplesurlasante*（一七六一年）、ドイツではファウスト（Bernhard Christopf Faust）の『健康問答書』*Gesundheits-Ketechismus*（一七九四年）、イギリスではスミス（Southwood Smith）の『健康の哲学』*Philosophy of Health*（一八三五年）などがそれぞれ著されている。なお、西欧の養生思想の研究に関しては、フーコー（Michel Foucault）がギリシャ・ローマ思想における自己への配慮の技術として養生をとらえた考察(11)や、シッパーゲス（Heinrich Schipperges）による西欧中世の養生と生活の考察(12)が知られている。

これらの歴史をみてもわかるように、日本においても西欧社会においても、養生論はまさに近代社会の形成とともに開花した文化なのである。

［第1章］

養生とは何か――「養生」および養生論の概念とその起源

1　「養生」および養生論の概念

1　「養生」の概念

「養生」（ないしほぼ同義として「養性」がしばしば用いられている）の概念は、極東文化圏（中国大陸、台湾、朝鮮、日本）に特有の文化概念である。その起源がどこにあるのかを文献のうえで確定することはきわめて難しいが、現在確認できる文献によるかぎり、『孟子』『列子』『荘子』『呂氏春秋』等の主として戦国時代に派生した諸思想にさかのぼりうる。したがって、「養生」概念の成立を、春秋時代中葉より以前に遡ることは、ほぼできないとみてよい。

「養生」の「養」は形声文字であり、食事の意と音を現し勧めるという意をもつ「羊」からなり、原意は「食事を勧める」ことである。「生」は象形文字であり、草木がのび出るさまを示しており、いきる、いのち、くらしなどの意である。すなわち「養生」は、その原意を明らかにすれば、生きることやいのち、くらしなどに養分を与えてあたかも草木が伸びるがごとく人間の本性を自然に充実させていくことを意味する。

「養生」概念について記載した諸文献の中で、最も著名な記載は、『荘子』の「養生主篇」である(1)。その大意は、庖丁という人物が文恵君に対して、天理にしたがって牛を割けば、多年にわたっても牛刀の刃は研ぎあげたままのようであると述べたのを受けて、文恵君は「善哉、吾聞庖丁之言、得養生焉」と感嘆したということである。この「養生主篇」の主旨は、同書「達生篇」によってその方法が具体的に明示されている(2)。

一方、「養性」概念は、『孟子』「盡心章句上」に、「盡其心者、知其性也、知其性、則知天也、存其心、養其性、所以事天也、殀寿不貳、脩身以俟之、所以立命也」(3)の一節として含まれている。そのなかでは、「養生」概念とともに、「修身」概念が示されている。ここでは、もっぱら精神的側面における自然な本性を養うことが原意とみられる。

さらに、『荘子』の「養生」概念に影響を与えた概念として、『老子』の「攝生」がある。第五〇章に「蓋聞善攝生者、陸行不遇兕虎、入軍不被甲兵」(4)とある。また、第五九章には、「長生久視」の概念がみられる。この『老子』の「攝生」概念などに影響を受けて、『荘子』「庚桑楚篇」では、「衛生」概念を老子の教示として記載している(5)。

これらの用例を総括すると、「養生」概念の内包は、主に知識人層において信奉された個人の生活実践原理を意味したとみられる。これらの思想では、身体的および精神的な安定を図り、自然の法則に則った自由で自律的な行為を理想とし、その願望を「養生」概念にこめていた。

ただし、「養生」は単に抽象的概念として普及しただけではなく、具体的な生活技術の体系を有していた。その生活技術体系に強い影響をあたえたのが「神仙思想」と「道教」である。神仙思想は、古代中国の民間信仰であり、不老不死の生命の存在を認め、それを体現した半神半人の存在ともいうべき「神仙（仙人）」の実在とそれに到達する多種の方法（神仙術）の有効性を信じ、それを実践することを特徴としている。生命と生活の統合的概念としての「生」の充実を図る思想である「養生」は、中国戦国時代に萌芽した「不老不死」「脱俗登仙」を理想として種々の方技を有する神仙思想と結合することによって、生命の永続と賦活を目的とし、身体・精神両面の健康の保持・増進をもとめる意図的な生活方法を意味するようになった(6)。

「養生」思想と「神仙思想」が結合した経緯は、必ずしも明確にはなっていないが、概括的に述べれば、「養生」思想が目的とする身体的・精神的な安定を図り、自然法則にかなった自律的な行為を理想として生活することは、結果として『老子』における「長生久視」のように「長生」を導くことになり、それが神仙思想の究極的な目的である「不老不死」と合致するととらえられたとみられる。したがって、「養生」思想と神仙思想とは、その目的の一部を共有するが、思想としての成立過程は別であると考える必要がある。ただし、その関係には、依然として不明な点が少なくないことは念頭におかねばならない。

「養生」思想と「道教」との関係はさらに深く、複雑になる(7)。道教は、儒教と同様に中国民族および中国社会において派生した、総合的文化形態とされる。その構成要素には、哲学、思想、宗教、迷信、民衆生活、風習、慣行、道徳、科学、芸術などがあり、中国の全歴史を通じて、風土・地理・気象などの規定条件のもとで、政治、社会、文化の各事象から影響を受け、またそれぞれに影響を与えてきた中国の民族宗教である。

道教の内容は、大きく①老荘思想（道家的哲学）、②讖緯・巫祝・陰陽・神仙・卜筮などの数術的部門、③辟穀・服餌・調息・導引・房中などの医術的部門、④民衆倫理的部門により構成される。信仰形態としては、多神教であり、最高神は「元始天尊」とされ、老子の神格化であるともいわれる。したがって、「養生」思想が老荘の主要な思想的要素である点からみて、「養生」思想は道教の各領域における主たる原理的基礎として機能していたと考えられる。「養生」は、道教の哲学的側面や医術的側面、さらにその他の側面のいずれの内容にも貫通する原理の一つとして位置を占めていたとみるべきであろう。

2　「養生」と「養生論」

通常、「養生」に関して、ある程度体系的な認識を言語化した論述を、「養生論」もしくは「養生説」という。また、養生を目的とした具体的な総体的な生活技術および個別の技法は、「養生法」ないし「養生術」と称される。さらに、養生論が木簡や書物など何らかの形態をとって視覚化された場合には、その記載物自体を「養生書」と称する場合がある。

　ここで了解しておきたいことは、養生論の思想的側面と技術的側面、すなわち養生思想と養生術とが、すべての養生論において常に整合的に備わっているわけではないことである。通常、「養生」は、精神的安定を図る「養神」と身体的健康を図る「養形」とに分けられる。さらに、それらは「内丹（内的エネルギーの強化法）」「外丹（主として水銀を用いた製薬法）」「辟穀（断食法）」「服餌（食事法・服薬法）」「調息（呼吸法）」「導引（運動法・医療体操）」「房中（性交法）」等に分類される。いうまでもなく、養生論の多くは、人間生活の基本的態度や方針に関わる原理的領域と具体的・個別的な生活技術に関わる技術的領域とによってその内容が構成されているのだが、むしろ、中国の多くの例では、その原理的領域においては道家思想をそのまま参酌しており、その技術的領域においては各論者の経験によって選択された神仙道の技法（神仙術）が主となっていた。

　考慮すべき点は、「養生」概念が基本的には道家思想（老荘思想）を基本とするにせよ、その思想的側面が表明されずに、単に「導引」や「房中」などの具体的な技法の記載のみに終始している論を「養生論」と称しうるか否かである。いうまでもなく、個々の内容は「養生」を目的としているから、それらについて解説した論は、広義の「養生論」ではあろう。

　ただし、「養生」概念自体は、前述のように身体的および精神的な安定を図り、自然の法則に則った自由で自律的な行為を意味しているから、「導引」や「房中」は、その部分ではありえても、それのみでは全体を構成することはできない。したがって、「養生」を原義の通り「養神」と「養形」の双方を含む概念ととらえる場合には、思想的側面と技術的側面の双方を含み、かつその技術の内容もおおむね前述の七領域のうち複数を含む論を「養生論」と称するべきであろう。本書で「養生論」という場合には、原則としてこの考え方に基づいて取捨がなされている。

2　前近代中国の養生論

中国の養生論はおそらく日本の養生論の刊行数をはるかに上回っているために、ここではきわめて基本的な著作の紹介と書名の列挙にとどめ、詳細は他の研究に委ねたい(8)。

中国最古の養生論を、現存の資料で確定することはできない。本書でいう養生論のなかで最古と考えられる養生論は、馬王堆三号漢墓から出土した『養生方』である。『養生方』の成立年代もまた推定でしかないが、戦国時代末期（前三世紀中葉）とみられる。ただし、「帛書（絹本）」であるために、鮮明でない部分も少なくない。春秋戦国時代は、儒家、道家、墨家をはじめとする九流十家、あるいは「諸子百家」と称された思想が簇生しており、以後の中国の思想文化の基礎を形成した時期である。したがって、『養生方』のみならず、多くの養生書が著されたと推測される。また、古代中国医学の基礎理論となった「陰陽五行説」もこの頃に提唱されるようになった。

この時期の多くの医学書から編纂された中国最古の体系的な医学理論書が、『黄帝内経』である。『黄帝内経』(9)は、紀元前八六年から二六年に多くの医学書からその理論を抽出して形成したいわば「選集」であった。『黄帝内経』は、一時期をのぞいて現在にいたるまで、中国医学の根幹をなしている。その成立の過程では、後人が加筆や修正を施した点も多い。『黄帝内経』は、理論的側面を担う『素問』と実践的側面を担う『霊樞』に分けられるが、この『素問』のなかには、とくに前半の部分に「養生」に関する内容が含まれている。例えば、篇第一「上古天真論」には、「食飲有節起居有常不妄作勞」(10)や「恬憺虚無真氣從之精神内守病安從來」(11)などの養生の原則が示されている。

三国時代から魏晉時代に入ると、いわゆる「竹林の七賢」のひとり嵇康の『養生論』(12)が著された。嵇康の『養生論』では、「至於導養得理以盡性命上獲千餘歳下可數百年可有之耳」(13)と述べられ、養生の真理を得れば、多ければ千歳、少なくとも数百歳は可能であると論じ、延年としての養生の意義を明示している。また、「故脩性以保神安心以全身」(14)とあるように、「養神」先行の養生論であることは明白である。

南北朝時代にいたると、東晋において葛洪『抱朴子』(15)が著された。葛洪は、若年の頃より神仙道や医術を学び、とくに煉丹の研究に長じていた。『抱朴子』は、葛洪が二〇歳代より起稿し、一〇数年をかけて完成させた彼の神仙術の集大成である。『抱朴子』は、「内篇」二〇篇と「外篇」五〇篇の二篇に分かれている。内篇では、神仙、方薬、鬼怪、変化、養生、延年、禳邪、去禍などの神仙道に関する事項を論じ、外篇では、儒教の道徳説を論じている。内篇で論じられた神仙術の内容は、単に辟穀、服餌、調息、導引、房中、煉丹などの養生術にとどまらず、「黄色(錬金術)」「登渉(入山術・避難術)」などの方技をも含み、きわめて広範であった。なお、葛洪には、別の著書として『抱朴子養生論』がある。

同じく東晋末には、張湛『養生要集』一〇巻が撰著された。撰著者の張湛は、四〇〇年前後に活躍し、官途にあって中書郎に任ぜられていたという。すでに知られているように、『養生要集』は佚書である。したがって、撰された時期も内容も直接的に検証することはできないが、中国および日本の養生論に相当数の引用がなされており、その大要を知ることは可能である(16)。例えば、後述する陶弘景集『養性延命録』(17)の「教誡篇第一」には、「張湛養生集叙曰養生大要一曰嗇神二曰愛氣三曰養形四曰導引五曰言語六曰飲食七曰房室八曰反俗九曰醫藥十曰禁忌過此已往義可略」(18)と引用されている。これによって、『養生要集』一〇巻の内容構成を知ることができる。その内容は、同じく『養性延命録』「序」に「上自農黃以來下及魏晉之際……」(19)とあるように、古今の養生論の代表的見解を集約したという性格を示しているとみられる。『養生要集』は、全体として嵇康『養生論』を思想的背景としており、「養神」を主とし、「養形」を従とする立場をとっている。ただし、嵇康『養生論』が神仙思想に基づき、煉丹などに意を用いた点に対し、『養生要集』では、実際の日常生活で実践できる技術に限定していることがうかがわれる。また、彼の生命観も、一定の延命長生は説くところではあるが、究極的には生命を運命的・必然的現象であるととらえている。

『養生要集』を参照したとみられる『養性延命録』は、梁代に陶弘景によって著された。陶弘景は、当初官吏であったが、やがてその官を辞して句曲山（茅山）に隠棲した。隠棲後も梁の武帝の信頼は厚く、政治上の相談を受けた。陶弘景は、「上清派道教」の主要人物であり、道教医学の泰斗であるにとどまらず、道教学者としても卓越していた。

『養性延命録』は上下二巻より構成されており、「教誡篇第一」「食誡篇第二」「雜誡忌穰害祈善篇第三」（以上巻上）「服氣療病篇第四」「導引按摩篇第五」「御女損益篇第六」（以上巻下）がその個別項目になっている。すでにみたように、「教誡篇第一」では、「養生大要」が嗇神・愛氣・養形・導引・言語・飲食・房室・反俗・醫藥・禁忌の一〇種に分けられている。また、その篇の前段には、「少有經曰少思少念少欲少事少語少笑少愁少樂少喜少怒少好少惡行此十二少養生之都契也」(20)の記載があり、同書の思想が基本的には抑制論に立っていることが示されている。さらに後段では、「云養性之道莫久行久坐久臥久視久聽莫強食飲莫大沈醉莫大愁憂莫哀思此所謂能中和能中和者必久壽也」(21)とあるように、養生の要諦が「中和」の概念にあることが示されている。

唐代を代表する中国養生論は、孫思邈によって著された『備急千金要方』(22)『孫真人攝養論』(23)『攝養枕中方』(24)等の一連の著作である。孫思邈は、幼少より学を好み、とくに老荘と仏典には若くして精通していた。長じて太白山に隠棲した。「霊医薬王」と通称される。彼の著作は夥しい数にのぼるが、その主著は『備急千金要方』である。同書は、全九三巻に分かれ、巻一「醫學諸論」をはじめとして、婦人病論、産科論、小児科論、諸風論、臓腑別の処方論、解毒論、備急（救急）論、食治論、養性論、脉診論、針灸論の諸項目について広範に論じられている。とくに多くの項目で薬剤の処方が記載されている。

「養生」については、巻八一から巻八三の「養性」で主に論じられている。その基本となっている原理は陰陽五行説であり、「攝生」「戸樞不蠹流水不腐」「五難」「十二少」など、『老子』『呂氏春秋』『抱朴子』などからの引照が多い。ただし、同書における「養生」の特徴は、主として「養形」に関しての論及が多く、「養神」についての具体的な論及が少ない点である。換言すれば、きわめて具体的かつ実践的であることを示している。なお、『攝養枕中方』などの類似の著作は、『備急千金要方』の概略や補遺であると考えられる。

五代を経た宋代における養生論の代表としては、張君房編『雲笈七籤』(25)、曽慥集『道樞』(26)、『修眞十書』(27)、蒲處貫『保生要録』(28)、周守中『養生月覽』、同『養生類纂』、鄧景岫編述『四時攝生論』、申甫・王希逸編述『聖濟總録』などが著された。金代には邱處機『攝生消息論』が著されている。元代には、李鵬飛『三元延壽参贊書』(29)、羅天益編述『衞生寶鑑』、王珪（均章）『泰定養生主論』などが著された。

明代に入ると、冷謙『修齡要指』(30)、陳繼儒『養生膚語』(31)、鐵峰居士編纂『保生心鑑』(32)、周履靖（梅顛道人）編『益齡單』(33)『赤鳳髓』(34)、息齋居士『攝生要語』(35)、袁黄（袁了凡）『攝生三要』(36)、寧献王朱権『活人心法』(37)、龔居中の『五福全書』(38)『萬壽丹書』(39)、龔廷賢『濟生全書』、洪九有撰述『攝生總要』などがある。これら明代の養生論のなかで、高濂『遵生八箋』(40)は、明代の養生論のなかでも最も著名であり、かつ内容的にも体系的であり、かつ充実している。表題は『雅尚齋遵生八箋』と題され、全一九巻より構成されている。著者の高濂は、浙江銭塘の産で生没年は不詳である。蔵書家として知られ、詩人としても著名であったとされる。瑞南道人と号し、雅尚齋とも号した。

『遵生八箋』は、明萬暦一九年（一五九一年）に初刊され、以後数度重刊された。同書の内容は、大別して八領域に分かれる。すなわち「清脩妙論箋」「四時調攝箋」「起居安樂箋」「却病延年箋」「飲饌服食箋」「燕閑清賞箋」「靈秘丹藥箋」「塵外遐挙箋」の八種である。養生総論から、四時の摂生、起居動静、服気、導引、飲食、煉丹、道徳、趣味、教養にいたるまで、きわめて広範な事項について論及している。引用書数も膨大である。

清代の養生論の代表的著作としては、曹無極『萬壽仙書』(41)范在文『衛生要訣』などがあげられる。同書は、康熙二八年（一六八九年）に著され、「巻首」「巻一　導引篇」「巻二　諸仙導引圖」「巻三　延年要論」の三巻構成である。内容の中心は、導引の技法解説におかれている。

なお、朝鮮半島における養生論における養生論についてはなお精査が必要であるが、李氏朝鮮の宣祖帝から光海君の治政下で活躍した許浚の『東醫寶鑑』は名著とされ、養生論としても充実した内容となっている。この『東醫寶鑑』は、日本でもしばしば引用された。この他、中宗帝時代には李守谷『養生説』、鄭惟仁『頤生録』、明宗帝時代には朴雲『衛生方』などが著された。

これまでみたように、近代前の中国養生論は、道教の成立・普及とともに展開してきた。多くの養生論は、道教経典ないしはその一部として著された。その著者たちも医家であるとともに、道士である場合が多かった。いうまでもなく、生活や処世の思想としての「養生」は、道教の影響による部分にとどまらず、儒家の影響を受けた部分も少なくなかった。ただし、儒家での「養生」は、約言すれば「礼」の実践による「修心」の結果（「仁」）として長生がもたらされる「仁者壽也」という結果論的な「養生」であり、その「養生」の過程自体に固有の方法論や技術が存在することはなかった。

道教の一環として展開した「養生」は、精神的側面を養う「養神」とともに、身体的側面を養う「養形」がきわめて重要な位置を占め、「辟穀」「服餌」「調息」「導引」「房中」といった体系的な技法によってその内容が構成されていた。

道教的な「養生」において重視された事項は、「養神」的関心からは「調息」であり、「養形」的関心からは「導引」と「煉丹」であった。とくに導引は、調息とも関連を有しつつ、ほとんどすべての養生論においてその技法について論及され、養生論のなかで最も重要な事項として扱われている(42)。

ここで重要なことは、このような中国養生論の展開が、近代前中国の医学史や文化史のみならず、遣隋使往還以降の日本に中国養生論が移入されたことにより、日本での養生論著述の契機となったことである。本書の以後の記述では、これまでみたような中国養生論の厚い伝統を受容することによってはじまった日本の養生論の展開をみることにしよう。

［第2章］

日本における養生論の成立――近世前日本の養生論

1　古代・中世日本の養生論

1　古代日本の養生論――中国養生論の伝来

日本に「養生」の概念と思想が成立した時期は定かではない。日本医学の発祥を、『日本書記』では、大己貴命と少彦名命の二柱の神が「療病之方」を定めたとしているが、もとより記紀文学における歴史認識である。

太古の医術については、多くの古代社会においてそうであったように、祈禱や卜占、禁厭などが治療の中心になっていたが、同時に民間においては、薬草を中心とした経験的な治療法や養生法が伝承されていたとみられる。富士川游によれば、太古の日本の衛生法は、「鎮魂の法あり。鬼を鎮め和らぐること神に仕が如くにして、穢さず、傷めざることを専らとし、かつ五穀を多く食し、酒と菜とを少しく取り、肉を稀に食うて性命を養うべしとせるものにして、衛生の意まずここに現われたり。」(1) とされるような内容であった。

大和朝廷の成立による統一国家の出現によって、日本は以前にまして中国および朝鮮との文化交流を深めていくが、中国医学の体系的移入が一般化するようになった契機は、遣隋使・遣唐使の往還である。これによって、多くの仏教経典や儒教書籍とともに医方書が輸入された。

大化改新によって、朝廷における唐制の模倣は加速した。大宝律令の制定は、以後の日本の行政および民生、行刑を規定した。大宝「職員令」によると、「宮内省」に「典薬寮」が置かれ、四等官の他に、「醫博士」「醫師」「醫生」「鍼博士」「鍼師」「鍼生」「按摩博士」「按摩師」「按摩生」「咒禁博士」「咒禁師」「咒禁生」「薬園師」などの職員が配された。この他にも五衛府、太宰府、諸国に医師が置かれた。

これらの職に就く人材は、多くの場合、特定の姓の世襲によって得られ、わずかに庶家や庶人の子弟が教育を受けた。当時の教育においては、当時、中国大陸から輸入された『素問』『明堂』『甲乙経』『脈經』『新修本草』『小品方』『集驗方』などが教材とされた。養生書もまた、多くの医書や道教文献とともに日本に移入されたと考えられる。

九世紀に入ると、日本においても医書の撰述がなされるようになった。日本における医書撰述の嚆矢は、大同三年（八〇八年）に平城天皇の勅命によって撰せられた『大同類聚方』である。撰述にあたった人物は、出雲広貞と安倍真直である。『大同類聚方』は、一〇〇巻よりなり、その内容は、国造、県主、稲置、別首、諸国大小神社、在京および諸国の名族、旧家に下命して、古伝・家伝の薬方を上申させ、それを収集・体系化した、伝統的な和方医学の処方集である。『大同類聚方』の撰述は、平城天皇が日本古来の医術が消滅しつつあることを憂いて勅命に及んだことによるとされているが、それが事実であるとするならば、同書の撰述は、同時期にはすでに中国医学が日本の医学にきわめて大きな影響を与えつつあったことを傍証している。

貞観一〇年（八六八年）には、菅原岑嗣、物部廣泉、當麻鴨繼、大神庸主の四名が中心となって、『金蘭方』五〇巻を撰述した。この頃になると、養生に関しても、その専書が著されるようになる。日本における養生論の著述の嚆矢は、天長四年（八二七年）に『金蘭方』の撰者の一人である物部廣泉が著した『攝養要訣』二〇巻とされている。ただし、『攝養要訣』二〇巻は、散佚してその内容は不明である。元慶元年（八七七年）には、深根輔仁が『養生鈔』七巻を著したが、これも佚書である。

日本における現存最古の養生論は、永観二年（九八四年）に丹波康頼によって撰せられた『醫心方』の巻二六「延年方」、巻二七「養生」(2)であるとみられる。丹波康頼は、丹波矢部郡の人で、その祖先は後漢の靈帝にさかのぼるとされている。康頼は大國の子で、幼い頃より医術を修め、丹波宿禰の姓を賜った。鍼博士、左衛門佐、兼丹波介に累進する。『醫心方』三〇巻は、日本における撰述医書の代表であり、後世にいたるまで、多く引用された。その構成は、おおむね隋代の巣元方『諸病源候論』によっており、隋・唐の医書、方書を博証し、その内容は、主たる治療法をはじめ、本草、薬性、鍼灸、養生、服石、房中、食養など医術に関連するあらゆる分野について論及されている。

『醫心方』の養生篇を構成する巻二六「延年方」、巻二七「養生」もまた、隋・唐代、ないしはそれ以前の医書や養生書の引照によって論述されている。巻二六「延年方」は、「延年方第一」「美色方第二」「芳氣方第三」「益智方第四」「相愛方第五」「求富方第六」「断穀方第七」「去三尸方第八」「避寒熱方第九」「避雨濕方第十」「避水火方第十一」「避兵日方第十二」「避耶魅方第十三」「避虒狼方第十四」「避虫蛇方第十五」の一五項目から構成されており、全体として、生活の便益を高めたり、不慮の危難を避ける生活技術に関する内容が中心となっており、道教の呪術的要素が多く含まれている。巻二七「養生」は、いわゆる一般的な養生法を説いており、「大體第一」「谷神第二」「養形第三」「用氣第四」「導引第五」「行正第六」「臥起第七」「言語第八」「服用第九」「居處第十」「雑禁（忌）第十一」の十一項目から構成されている。

『醫心方』養生篇における養生法の基調は、道教の養生術である。主に辟穀、服餌、調息、導引などの事項が解説されており、嵆康『養生論』、葛洪『抱朴子』、張湛『養生要集』、孫思邈『備急千金要方』などが多く引用されている。

『醫心方』の特徴は、隋・唐代ないしそれ以前の医学および方術を網羅的に引照している点にある。しかもその引用は正確を期していたことが窺われる。それゆえに、その内容の把握はいうまでもなく、すでに散佚した隋・唐代以前の中国医書や養生書の大要の復原についても活用されている(3)。

なお、丹波康頼の曾孫である丹波雅忠は、典薬頭に任じ、「日本扁鵲」と称されたほどの名医として知られたが、永保元年（一〇八一年）に晋・唐代の医書から救急の諸方を摘録した『醫略鈔』を撰述した。また、曾祖父康頼の『醫心方』を撰述した『醫心方拾遺』二〇巻があるといわれるが、佚書である。なお、古代末期から中世期の著作として典薬頭和気紀業編述の『延壽明経』一〇〇巻があるとされているが、これも佚書である。

古代期日本の養生論は、約していえば中国養生論の参酌であった。それは、当時の文化受容の全体的な傾向であって、医学理論や養生論に限定される現象ではない。ただし、日本が中国養生論を移入するにあたっては、中国においても高い信頼を得て、広く普及した著作を受容し、撰述し、解釈した。それによって、日本は中国医学や中国養生思想の精髄を内在化することになった。それに際して、少なくはない中国医書や養生論の記載から、その要点を採録し、精解することができた古代日本の医家の識見には、端倪すべからざるものがある。

2　中世日本の養生論

中世期日本では少数の養生論が著されたにとどまった。鎌倉期から南北朝期を経て、室町期および戦国期にいたるまでの四〇〇年近くの間、現存する養生書は十書に満たない。その理由は定かではないが、南北朝や応仁・戦国の動乱によって文化的創造が停滞したことはいうまでもないが、より根本的な理由としては、当時の文化的需要者であった武家社会において、養生思想の基礎となる「不老長生」願望が一般的に希薄であったことが考えられる。平安末期から鎌倉期にかけての新仏教の興隆にみられる武家社会での宗教的心情の深さやそれを規定した無常観はそれを傍証していると思われる。ただし、この点は、明確に論証できる論拠を示すことができないので、推測の域をでない。

そのような背景のもとで著された中世期日本の養生論としては、寿永三年（一一八四年）の釋蓮基撰述『長生療養方』二巻、建保三年（一二一五年）の明菴栄西『喫茶養生記』二巻、正応元年（一二八八年）の丹波行長撰述『衞生秘要鈔』、刊年不詳の丹波嗣長撰述『遐年要鈔』等がある。また、永仁元年（一二九三年）の惟宗時俊撰『醫家千字文略』、嘉元元年（一三〇三年）の梶原性全『頓醫鈔』五〇巻のなかにも養生に関する記載がみられる。さらに、室町時代においては、康正二年（一四五六年）に竹田昭慶撰述『延壽類要』が著された。

釋蓮基撰述『長生療養方』(4)は、原本は現存せず、写本のみが存在する。同書の論の基調は道教の養生説の要約・解説である。その構成は、「長生養性方第一」「調氣導引法第二」にはじまる三〇項目よりなっているが、巻一の「飲食方第十二」以降は、飲食品の効能を述べた食品の効能ならびに毒性を示した目録となっており、巻一の大部分を占めている。さらに、「合食禁」「菓菜禁」「禽獣禁」「魚虫禁」「月食禁」「雑禁」などの「食禁」も論じられている。巻二は、疾患治療の方法論について記述されており、「服藥節度第三」以降は、服薬に関する諸事項が論じられている。さらに、「諸藥功能第十三」以降では、玉石、草根木皮、禽獣虫類にわたる薬種の薬性や相性、調剤法について論じられている。ただし、それらの知見は、中国文献からの引用によるものであって、日本古来の薬方ではない。

丹波行長撰述『衞生秘要鈔』(5)および丹波嗣長撰述『遐年要鈔』(6)は、内容的に多くの点で共通している。両書とも、論の基調は道教の養生説の要約・解説である。『衞生秘要鈔』では、「都契第一」「居処第二」「臥起第三」など三〇項目からなっている。『遐年要鈔』では、「天象部」「地儀部」「植物部」「動物部」「人倫部」の五部から構成され、四一項目からなっている。この両書において引照された医書および思想書は、『黄帝内経太素』『黄帝内経素問』『養生要集』『抱朴子』『備急千金要方』『諸病源候論』『延壽赤書』『醫説』『太平聖恵方』『呂氏春秋』などであり、とりわけ『養生要集』は、『長生療養方』を含めた三書のいずれにおいてもよく引照された。例えば、『衛生秘要鈔』の「都契第二」には、「養生要集云。少有經云。少思。少念。少欲。少事。少語。少笑。少愁。少樂。少喜。少怒。少惡。行此十二少養生之都契也。」(7)とあり、「言語第五」にも、「養生要集云。人語笑欲令至少。不欲令聲高。若過語過笑。損肺傷腎。精神不定。」(8)と引用されている。また、『遐年要鈔』「地儀部　水禁第二」にも、「養生要集云。凡遠行途中逢河水。勿洗面。……」(9)とあり、しばしば引用されている。

これら三書に共通する点は、いずれも『醫心方』養生篇を参考としていることである。とくに、その引用書の共通性は明らかである。この事実は、これら平安末期から鎌倉期に著された養生論が大半『醫心方』を範型とし、さらにその基盤であった中国の道教系養生論の思想や技法からほとんど脱していなかったことを示している。それは、日本において老荘思想や道教の普及・深化が表面的には優位ではなかったために、中国原書の祖述以外に著述の方法がなかったことによると思われるが、見方によっては、道教系養生思想やその技術体系については、『醫心方』養生篇やさきにみた三著に含まれている内容で充足されていた、あるいはそれ以上の必要性が認められていなかったとみることもできる。『醫心方』の刊行から『長生療養方』の執筆までにほぼ二世紀を経ているし、他の著作はさらに遅い。その間に、道教系養生術についての体系や技法がほとんど変わっていないことは、日本の養生論の需要者がそれらの修正や再創造に関心を示さなかったことを意味しているのではあるまいか。

これらに対して、明菴榮西『喫茶養生記』は、文献上の知識に加えて、自らの経験に基づいて著した養生論である。明菴栄西は、永治元年（一一四一年）備中に生まれ、比叡山で天台宗を修めたのち、仁安三年（一一六八年）および文治三年（一一八七年）の二度にわたって入宋し、臨済禅を修め、帰国後に諸寺を建立し、臨済宗の基礎を築いた。

『喫茶養生記』(10)は、建暦元年（一二一一年）に脱稿し、建保二年（一二一四年）に刊行された。源実朝が病を得た際に、榮西が中国から持参した緑茶を点じて供したところ著効があったために、それを契機に同書の執筆がすすめられ、実朝に献じられたといわれている。内容は、巻上が「第一五臓和合門」と題され、「一、明茶名字」「二、明茶形容」「三、明茶功能」「四、明採茶時」「五、明採茶様」の各項よりなり、巻下が「第二遣除鬼魅門」と題され、「一、桑粥法」「一、桑煎法」「一、服桑木法」「一、含桑木法」「一、桑木枕法」「一、服桑葉法」「一、服桑椹法」「一、喫茶法」「一、服五香煎法」の各条目よりなる。「五臓和合門」では、五臓の五行配当について論じており、「今喫茶則心臓強而無病。……日本不食苦味。但大国独喫茶。故心臓無病亦長命也。我国多有病痩人。是不喫茶之所致也。若人心神不快。之時必可喫茶調心臓。而除愈万病矣。心臓快則。諸臓雖有病不強痛也。」(11)とあるように、茶に強心作用があることを認め、その飲用を推奨している。その他、茶の性質、効能、収穫、調製などについて論じられ、巻下では桑の用法や喫茶法が論じられている。同書では、禅の高遠な理論は説かれておらず、禅の身体観と茶による摂生法の解説であるといえる。広い意味では、仏教系の養生法の解説と考えられるが、仏教（禅）における養生法は、道教の養生術に起源する部分も少なくない。同書でも、陶弘景の所説などが引照され、道教の影響が窺われる。

室町期には、著名な養生論はほとんど著されていない。竹田昭慶撰述『延壽類要』(12)は、ほとんど唯一の養生論であるといえる。竹田昭慶は、左衛門督法印昌慶の三男である。昌慶は、太政大臣藤原公経の子で、渡明して明医方を修め、明の太祖皇后の難産に際して、治効著しく、安国公に封ぜられた。昭慶も足利八代将軍義政の病に際して治効をあげ、法印に叙せられた。

『延壽類要』は、「養性調氣篇」「行壯修用篇」「行壯製禁篇」「服食用捨篇」「房中損益篇」の各篇よりなり、とくに「服食用捨篇」においては品目別の食品目録が含まれている。論の基調は、道教の養生説の解説であり、鎌倉期の養生論と同様に『老子』『養生要集』『備急千金要方』などからの引用が多い。

以上のように、平安末期から鎌倉期を経て、室町期にいたる約三〇〇年間は、養生論の著述はきわめて少なく、また、著述された養生論の多くも、『醫心方』養生篇や中国の道教系養生論の祖述であった。

2　戦国・織豊期の養生論

1　「李朱医学」の導入と養生論

応仁の乱以降の室町期、すなわち「戦国時代」と称される時期から、織田信長の台頭を経て、豊臣秀吉による全国的政権の確立がなされる時期、すなわち「織豊時代」と称される時期は、中世的社会構造から近世的社会構造へと移行する胎動期とみることができる。同時に、その時期には、日本における以後の医学事情を大きく変容させた事項があった。それは、大陸からの「李朱医学」の導入である。「李朱医学」とは、具体的には「金元四大家」のうち、李杲（李東垣）と朱震亨（朱丹渓）の説いた医学理論に基づく診断・治療の体系をいう。それは、宋代における儒学の影響を強く受けていた。

宋代以降、中国儒教思想は、思弁的傾向を強く帯びる。北宋の周濂渓は、『太極図説』において「太極」の概念を説いた。彼によれば、太極はすなわち無極であり、太極が動いて陽が生じ、動くことをきわまって静、静すなわち陰を生じ、陰きわまってまた動となるとする。これは、万象の根源としての「太極」の運動循環の説明に他ならない。その「太極」説は、陰に分かれ、陽に分かれ、陰変じて陽合して水火木金土生じて、五気したがい四時めぐるといわれているように、古代中国以来の自然哲学としての「陰陽五行説」が基礎におかれている。この思想は、さらに、邵康節、張横渠、程明道、程伊川と継承され、南宋の朱熹によって大成される。いわゆる「朱子学」の成立である。朱子学は、事物の存在根拠としての「理」と存在実体としての「気」との二元論的把握に基づき、理の優越性を認め、人の実体としての「性」もまた「理」の実体化に他ならないととらえた。それは、しばしば「性理説」と称されて、広く普及した。その過程で、医学理論でもこの性理説に影響を受けた「五運六気」説が流行した。

五運六気説は「五運（木火土金水の五気の運行）」と「六気（初・二・三・四・五・終の六節の順序）」の相関によって自然現象や生理現象を法則化しようと試みた理論であり、きわめて観念的であった(13)。

この五運六気説は、『黄帝内経』の理論と共通している部分が少なくなかったため、金・元代の『黄帝内経』に基づく医学理論も、ともすれば観念的と評価されることが少なくない。「李朱医学」もまた、その傾向から免れていない。

「李朱医学」の特徴は、前述のような儒学の性理説の影響もみられるが、李・朱両家の独創的医方としての特徴（李東垣の「補中益気説」「脾胃論」、朱丹渓の「養陰説」）を有していた。この「李朱医学」を日本に移入した医家が田代三喜である。田代三喜は寛正六年（一四六五年）に武蔵川越に生まれ、少壮にして医方に通じ、長享元年（一四八七年）に渡明し、「李朱医学」の精髄を学んだという。滞明十二年の後に、医書とともに帰朝し、古河公方足利成氏の招請をうけ、古河に住し、名声を得て、天文六年（一五三七年）病没したとされる。

日本における「李朱医学」を広く普及させた医家は、田代三喜に師事した曲直瀬道三である。曲直瀬道三は、永正四年（一五〇七年）に京都に生まれ、名を正盛（一説に正慶）という。僧籍に入り、相国寺を経て遊学し、足利学校に入り、経史諸子の書を学んだ。享禄四年（一五三一年）に田代三喜に会ったとされ、以後親炙して十余年、「李朱医学」の蘊奥をきわめたという。天文十四年（一五四五年）に帰京し、翌年還俗して、第十三代将軍足利義輝はじめ多くの権力者の脈をとった。天正二年（一五七四年）に古今の医書の精髄を抜粋して『啓廸集』八巻を編纂した。文禄三年（一五九四年）に病没した。

曲直瀬道三には、『啓廸集』の他に、『雖知苦菴養生物語』(14)の著書があるとされている場合がある。「雖知苦齋」が道三の号であることをその根拠とする。ただし、現在伝わっている『雖知苦菴養生物語』

のすべてが道三の著述であるとすることはできない。道三正盛には、守貞なる男子があったが早世し、甥の太刀之助を養子とし、名跡を継がしめた。玄朔正紹である。この玄朔以降、曲直瀬直系はみな「道三」を襲称したので、玄朔以降の著述であることも考えられる。同書の本文中には、「一、柳生居士問テ曰、中年以上ノ人養生シテ何ノ益カアル哉、雖知苦菴對曰、死ヲ善センガ爲ナリ」(15)とあるように、「柳生居士(おそらく柳生宗嚴か柳生宗矩と思われる)」と「雖知苦菴(道三正盛)」との対話などが記載されていることをみると、おそらく玄朔正紹が養父の道三正盛の養生に関する意見を集約して「道三」の名で著した可能性は否定できない。内容的には、李朱医学に則った記載というよりも、経験的な事項が列挙されている。

玄朔正紹は、天文十八年(一五四九年)に京都に生まれ、道三正盛の養子となる。後に道三の嫡子守貞の早世に際し、その女子を娶り、家督を継いだ。天正九年(一五八一年)に昇殿を許され、翌年法眼となる。さらにその翌年には養父道三正盛の名跡を襲い、「道三」を名乗るにいたった。次いで法印に叙せられ、関白豊臣秀次に仕える。秀次の処分に連座して、常陸へ配流されたが、後に赦免されて帰京し、寛永八年(一六三一年)に没した。

玄朔正紹が著した養生論としては、慶長四年(一五九九年)の『延壽撮要』(16)がある。同書は、「養生之總論」「言行篇」「飲食篇」「房事篇」の四項目からなっている。

同書の論の基調は、表現は簡潔であるが、明らかに宋学の「性理説」や金・元医学の影響がみられる。「養生之總論」では、「少壮の時より、道をきかば、いかでか道にいたらざらん。しかるに養生の道、ひろく云は千言萬句、約していへは惟これ三事のみ。養神氣、遠色慾、節飲食也。」(17)とあるように、養生の要諦を三点に要約している。さらに、「言行篇」の「四時晝夜之動静」では、「性理説」や「運気旺相」に基づく自然解釈が明示されている。例えば、

夫人の一身は天地のごとし。頭のまろきは天にかたどり、足の方なるは地にかたどる。眼は日月、毛髪骨肉は山林土石、呼吸は風、血液は河海、四肢は四時、五臓は五行、六腑は六律。かくのごとく皆天地にかたとるゆへに、起居動静、天地にしたかふを要とす。日出て動作し、日入りて休息すへし(18)。

とある。このような自然現象やその法則と人体の現象・法則とを同一構造として類推する観念は、「天人合一論」と称されるが、それは中国思想にほぼ普遍的にみられる観念であると同時に、宋学によってとくに強調された世界認識の方法論である。李朱医学を基調とした養生論においては、前述のような自然認識やそれに基づく養生法が一般化していく。ただし、この『延壽撮要』においても、中国の道教系養生論である『三元延壽參贊書』の「人壽三元」説が引用されており、道教的養生観もなお混淆していたことが認められる。

2 近世前養生論の性格

古代以降、戦国・織豊期までの養生論の性格を総括すると、どのような点にまとめられるのか。

第一に、この期間の養生論は、中国養生論の祖述を基本的な方法論として著述ないしは撰述されていた。これは、日本における養生論の嚆矢とされる物部廣泉『攝養要訣』以来、曲直瀬玄朔『延壽撮要』にいたるまで、基本的に一貫した性格であった。ただし、すでに述べたように、その祖述においては、『醫心方』に代表されるように、原書の精密な読解および注釈に基づいて、散佚した中国原書の復原が可能であるほどに忠実な引照・例照がなされていた。加えて、引照・例照の対象となった文献の多くは、中国においても多く引用された書であることからみて、引照・例照の選択にあたっては、厳しい取捨がおこなわれていたと考えられる。これらの点を考えると、日本の医家がおこなった養生論の撰述は、基本的には原書の祖述という方法をとりながら、独自の視点によって再構成を図ったと考えることも可能であろう。

第二に、養生論の内容は基本的には個人の無病長生や生活の安寧を目的としていたが、通史的にみるならば、養生論の需要者全体の生活諸文化の内容を調整する機能を内に含んでいたとみられる一面を有している。例えば、鎌倉期の明菴栄西『喫茶養生記』では、喫茶がもたらす健康上の効用を説いており、これを契機に日本での喫茶慣行が一般化し、室町後期には盛行するにいたったが、織豊末期の曲直瀬玄朔『延壽撮要』においては、茶の効用は認めつつも、「冷飲すれは痰を聚む。」「下焦虚冷の人、服すべからず。」「空心の茶、尤禁ずべし、」「精汁もりやすき人。小便たもちなき人茶を禁すへし」(19)などとあるように、限定的な消極的見解を述べている。この事実は一例に過ぎないが、養生論においては、飲食や運動などの記載にあたっては、当時の生活を観察したうえで、過剰な摂取や実践に対しては、抑制的に記述することがしばしばみられる。それは、執筆者の個人的見解である場合も少なくないが、養生論の執筆者には、極端な生活上の行為を抑制し、中庸ないし平衡を維持しようとするより構造的な規範意識があったと思われる。養生論の執筆者自身が、その意識をどの程度自覚していたかは明らかでなく、むしろ無意図的に形成された意識であると思われるが、養生論におけるその機能が、養生論を無病長生の方法論にとどめることなく、生活全般の方向を導く思想の精華として存続させてきたことは明瞭である。

この近世前の養生論にみられる二つの性格は、近世期の養生論においてそれぞれ大きく展開することになる。

［第3章］

近世日本の養生論

1　江戸前期の養生論

1　江戸時代の性格

「江戸」とはどんな時代であったのか。マス・メディアでは、「江戸」についての関心が一〇年ほど前から、時に熱く、さあらずとも静かに続いている。江戸時代の社会や文化についての評価は、近代以降の日本史の研究において、たびたび流行があった。その背景には、近代日本の形成の歴史的基礎を江戸の社会・文化のあり方にもとめる動向があるとともに、現代文化のあり方を「江戸」との類似性や関連性において解釈しようとする意図もあった。

ただし、「江戸」の評価は容易ではない。江戸時代の評価については、元和偃武以降、兵農分離を身分的前提に、土地の米生産を経済的基盤とした幕藩体制が確立し、秩序形成が促されたとする見解が一般的であった。加えて、徳川幕府の鎖国政策によって、日本は幕末期に至るまで、中国、朝鮮、およびオランダを除いて、国交をもたなかった。そのために、それまでに蓄えられた中国、朝鮮、ヨーロッパ諸国との文化的接触が、ほぼ二五〇年間日本人の生活のなかで醸成されて、日本文化をきわめて個性的に展開させたともされている。

ところが、一九九〇年代に入って、いくつかの実証的な江戸時代像の総括や提唱がなされるようになった。

尾藤正英は、江戸時代の性格を、従来とは異なる視点から、次の見解を示している(1)。

第一に、江戸期全体の社会組織の原理を「役」の概念でとらえることができるとする点である。身分にともなう労働の義務としての労役（武士であれば軍役、農民であれば農耕など）に服務することが、秩序から要請される強制的義務でありながら、同時にそれが個人の自発性に支えられていたととらえている。したがって、大名の支配下にある家臣団も藩も一つの自律的組織であるとともに、それぞれのなかに含まれる町や村も、町人や百姓による自治的な組織によって運営され、農民が負担する年貢も「村請制」によって、村の自律性が期待されていたとみる。

第二に、文化の領域では、文化の基準が、中世までの「雅」への追求から、「雅」の基準からすれば、低い価値しか認められなかった「俗」なるもののなかにも、伝統的な「雅」の文化と同等の、あるいはそれと本質を同じくする芸術が成立しうることが示されるようになったとする点である。すなわち、王朝的生活が基盤となっていた「雅」の文化から、庶民生活が基盤となった「俗」の文化へと、文化の主流が移行しつつあったとする。

その他、意思決定の方法として、中世期の惣や一揆などの慣行を受け継いだ合議制が一般化していたことを指摘している。

一方、水谷三公も、行政学および近代日英政治史の立場から、近世日本の社会システムを、経済的基盤や民衆慣行を分析の軸に据えて検討している(2)。その論点は、近世期の支配階層たる武士は、土地との結びつきが比較的薄く、したがって、武士の知行地支配は、形式的なものに過ぎなかった、しかも、大多数の武士は、蔵米を支給されたので、その傾向は一層強く、その結果として、農民は地方にあって想像以上に自由であったということにある。

ここでの、武士階級における土地との疎遠性は、尾藤も指摘している点であるが、水谷の全体的な基調は、「封建体制すなわち農民収奪史」ととらえるような基底還元論的な歴史観に疑義を入れ、江戸時代とは統治者たる武士階級が政治的実権としての統制権を掌握しながらも、当時の経済基盤であった土地の実質的管理から疎遠であったために、その農民や町人に対する統治権自体も相対的に機能低下させざるをえなかったことを論じている。史料の選択などのうえで結論については留保すべき点もあろうが、農民や町人が、統治者たる武士とは相対的に独立の生活世界を構成していたことを明らかにしている。

双方の指摘において共通している点は、近世は武士が支配した社会構造であるとする通俗的観点を否定し、武家も農家も町家も相対的に自律的な世界を構成していたことに注目し、そこに明治以降の資本主義から帝国主義へと移行する「近代日本」とは異なる価値観を生んだ背景をもとめていると思われる。

江戸時代は、士農工商の身分制度を社会構成の原理とし、とくに武士階層に政治的・社会的特権が認められたと理解されてきたが、近年の研究は、その理解が江戸時代像のすべてではなく、農民や町人も武士と同程度に自律的な生活世界を構成していたことを示している。養生論もまた、この動向から無関係であることはありえない。近世前の貴族階層の出身者によって著され、貴族や武士を需要者とした養生論から、武士や町人、あるいは農民が自らの階層のために著した養生論へと養生論の社会的性格が変化する時期がくる。それが、江戸前期である。

2 江戸前期の養生論

江戸前期は、曲直瀬一門によってひろめられた「李朱医学」の全盛期である。曲直瀬玄朔は、田代三喜および曲直瀬道三によって唱導された李朱医学の普及につとめた。その門下からは、徳川家の医官・侍医として仕えた岡本玄冶、野間玄琢、井上玄徹、井関玄説、朝廷の侍医として仕えた山脇玄心、土佐山内家に侍医として仕えた長澤道壽などが出た。

玄朔門下の著した養生論としては、山脇玄心が慶安元年（一六四八年）に撰述した『勅撰養壽録』四巻がある。同書は、玄心が後水尾天皇の勅旨を奉じて養生の要訣を収集したことを契機として、張介賓『類経』攝生篇のなかから平易な記載を抜粋し、原書にある集註を和訳して、四巻に構成して奉呈した著作である。

また、野間玄琢の子三竹成大が、寛文二年（一六六二年）に『修養編』四巻を著した。三竹成大は、寛永一三年（一六三六年）に法橋、寛文八年（一六六八年）には法印に叙せられた。徳川家の医官であったが、後に京都に住し、朝廷に仕えた。『修養篇』は、『遵生八箋』『備急千金要方』『雲笈七籤』『養生類纂』『壽親養老書』などの中国の方書や養生論から摘録した著作である。同書には、「上醫は國を醫し、其の次は人を醫す。國の本は家に在り。家の本は身に在り。身を修むるの道は心を存して性を養ふのみ」とあるように、『国語』『大学』などの儒学古典の影響がみられる。

曲直瀬一門による「李朱医学」は、江戸前期に全盛となったが、次第に「李朱医学」における五運六気説などの観念的認識を批判して、より経験的・実証的な診断・治療を標榜する学派が形成された。それが「古医方」と呼ばれる学派である。

「古医方」の祖は、名古屋玄醫とされているが、「古医方」と同様の主張をした医家は、曲直瀬道三と同時代に生まれた永田徳本とされる。徳本の出自は詳らかではないが、中部地方に生まれ諸国を周遊したといわれる。出羽の僧残夢を師とし、医方を月湖の徒玉鼎に学び、一時武田氏に仕えるも、ほどなく隠遁し、自適の生活を送った。時経て、寛永の頃、徳川秀忠の病を治療し、賞賜にあずかったが辞して受けず、再び信州の草庵にもどったという。寛永七年（一六三〇年）に一一八歳で没したとされる。徳本の病理説は、疾病は気血の鬱滞によるとし、張仲景の『傷寒論』に依拠した点で、江戸期の「古医方」と同脈であり、それに先駆していたといえる。

名古屋玄醫は、永田徳本とは関わらず、明の喩嘉言の『傷寒尚論』『医門法律』等に触発されて、張仲景の『傷寒論』や巣元方『諸病源候論』によることを主張した。名古屋玄醫は、寛永四年（一六二七年）に生まれ、羽州宗純に師事し、壮年にいたり喩嘉言の『傷寒尚論』に触れ、張仲景を範とした。生来多病で、四〇歳あまりで起居不随となっていたが、心気衰えず、診療・著述にあたったという。元禄九年（一六九六年）に没した。名古屋玄醫の唱導した「古医方」は、後藤艮山がさらに徹底して「一気留滞説」を立てた。艮山の門からは、香川修徳が出て、伊藤仁齋に入門し「儒医一本論」を提唱した。なお、さらに、山脇東洋を経て、吉益東洞が「万病一毒論」を説いて「古医方」の理論が確立された。なお、「古医方」の確立にともなって、曲直瀬道三・同玄朔によって唱導された「李朱医学」は、「後世家」または「後世派」と称されるようになった。

名古屋玄醫は、養生論としては天和三年（一六八三年）に『養生主論』(3)を著した。同書は、大きく「保養論」「食性篇」の二部に分かれ、「保養論」は「心のもちやう」「四季の身の持ちやう」「房事」「身の持ちやうの事」「飲食の事」「小児を育事」の各項から構成され、「食性篇」は「穀部」「菜部」「果部附たり製作之部」より構成されている。「食性篇」は、すべて食品の能毒について記されている。

同書の「心のもちやう」の冒頭では、

それ養生の道は先心の持ちやうが肝要也、欲をたちて命を何とも思はぬがよし、唯今も知ざる命なりと悟りて居れば欲なし、欲なければわづらわしき事はなきほどに、心神自由に悠々として命も長かるべし(4)、とあり、「節欲」が養生の要諦として説かれるとともに、過剰な長命への指向を否定的に論じている。玄醫の主張では、「上から下に至るまで、我は死たる者と思ふが長生の術なり、萬事苦になる事なければなり。」(5)とあるように、生への欲求を放棄することによって、長生を享受しうるという逆説が展開されている。

同書の全体的特徴として明瞭な点は、それまでの養生論の多くが中国の医書や養生論の摘録様式に拠っていたのに対し、引照や例照を示さずに、玄醫の学書と経験に基づいて記述されていることである。この事実は、玄醫が経験と実証を重視する「古医方」の立場を養生論においてもほぼ一貫させていることを示している。

なお、江戸前期の養生論としては、前述の書の他に、寛文年間に松尾道益『養生俗解集』、寛文九年（一六六九年）の久保元叔『壽養叢書』、延寶二年（一六七四年）の向井元升『養生善道』、延寶六年（一六七八年）の中嶋仙菴『歌養生』、貞享三年（一六八六年）の深見玄岱『養生編』などが刊行された。

2　江戸中期の養生論と貝原益軒『養生訓』

1　元禄・正徳期養生論

元禄・正徳期は、江戸時代の養生論刊行の第一のピークである。西鶴、近松に代表される江戸における上方文学の隆盛は、元禄時代に起こった。徳川綱吉による文教政策の影響、ことに朱子学振興などが刺激となって、さまざまな文芸・芸能の成熟がみられた。養生論の刊行も、文字文化の盛行のなかで活発化する。

元禄期に著された養生論としては、元禄二年（一六八九年）の千村真之『小児養生録』、元禄五年（一六九二年）の竹中通菴『古今養性録』一五巻、同年の香月牛山『婦人壽草』、元禄八年（一六九五年）の著者不詳『通仙延壽心法』、同年の伊藤玄恕『病家要論』、元禄一一年（一六九八年）の『保養食物和解大成』三巻、元禄一四年（一七〇一年）の林崇節『養生要語』二巻、元禄一五年（一七〇二年）の著者不詳『古今養生論和解』、元禄一六年（一七〇三年）の香月牛山『小児必用養育草』六巻などが著されている。これらのなかで、最も浩瀚な構成と内容を備えていた著作は、竹中通菴『古今養性録』である。

竹中通菴は、美作の人で、医方を半井瑞堅に学んだ。『古今養性録』(6)は、現存する近世期養生論のなかでは最も大作である。同書に引用された中国の医書・養生書・思想書は、総数五五四部にのぼり、言及された中国医家や思想家は一一三人を数える。全一五巻の内容は、「修養總論篇第一」「四時修養篇第二」「平旦暮夕篇第三」「居處篇第四」「衣服篇第五」「倉廩篇第六」「飲酒篇第七」「飲茶篇第八」「飲食禁忌篇第九」「情志篇第十」「導引篇第十一」「修養諸術篇第十二」「急救諸術篇第十三」「婦人篇第十四」「小児篇第十五」「孽疾篇第十六」「咒由篇第十七」「鍼灸篇第十八」より構成されている。全体を通じて、内容事項は網羅的であり、引用も正確を期し、文献博証の点では『醫心方』に匹敵する。ただし、表記形式は全編漢文であり、人口に膾炙した著作とは考えられない。

『古今養性録』は、『醫心方』以来日本においてなされてきた既存文献からの引照・例照による「撰述」方式の著述の集大成としてとらえることができる。換言すれば、「撰述」方式による養生論の著述は、同書をもってほぼ終わり、以後は、文献の引用とともに、著者の経験に基づく著述がなされるようになる。

また、香月牛山が著した『婦人壽草』や『小児必用養育草』は、婦人や小児の養生論にとどまらず、当時の婦女子の心得書や教育書としての価値も有している。

文献での知見とともに経験に基づいた養生論を著す点においては、正徳三年（一七一三年）の貝原益軒『養生訓』(7)がその筆頭にあげられる。益軒『養生訓』は、日本の養生論の代表であり、また最も内容的にも整備され、体系化されている著作である。「總論」「飲食」「五官」「二便」「洗浴」「愼病」「用薬」「養老」「育幼」「鍼灸」の内容から構成され、現実との均衡が保たれている。表現も平易で、理解しやすくなっている。

2 貝原益軒『養生訓』の基本的性格

貝原益軒は、名を篤信といい、寛永七年（一六三〇年）一一月に筑前黒田家祐筆であった寛齋の子として生まれた。若くして浪人生活を送り、医術を修め、藩医として帰藩、京都に遊学して朱子学を学び、寛文五年（一六六五年）に黒田藩儒官として新たに一家を興した。本草学への傾注は『大和本草』（一七〇九年）として結実した。その他著作は、九九部二五一巻に及んだ。正徳四年（一七一四年）に没した。

貝原益軒の養生に関する著作は、竹田定直に編集させた、和漢の養生説を収録したところの『頤生輯要』の叙に相当する、俗に「益軒養生論」と呼ばれるものと、正徳三年（一七一三年）の『養生訓』である。いわゆる「益軒養生論」は、益軒が五〇歳代の頃のものとされているが、内容的には、『養生訓』に包摂されるものであるとされている。それゆえ、益軒の『養生訓』は、彼の養生論のほぼすべてを表しているとしてよい。

貝原益軒『養生訓』については、明治以降、さまざまに論及されてきており、現代においてもその影響力は衰えたとはいえず、依然として益軒『養生訓』を肯定的に評価する傾向は強い。また一方で、『養生訓』の思想的限界についての指摘もなされている(8)。

そのような状況にあって、養生論研究に際して、益軒『養生訓』になお一節をあてなくてはならないのは、近世後期の養生論、あるいは近代の養生論においてしばしば同書が参考にされたことによるとともに、既存の諸研究が、益軒『養生訓』自体の構成・思想・内容の検討にのみ多く筆を割き、養生論の展開史における客観的かつ相対的な評価に関わった論述において不充分であったという事情による。

貝原益軒の思想家としての歴史的評価は、多くの研究で論じつくされている観があり、多言を費やす必要はない。ここで、諸研究での評価を総合すれば、益軒の思想は、朱子学の思想的土壌で生成しながら、朱子学の標榜する「理先気後」論を否定し、新しい学理体系を追求しようとしたが、ついに朱子学の思惟体系そのものを排斥することはなかったということになる。とりわけ、日本思想史の観点から、源了圓が、「朱子学を経験科学の方に押し進める運動は、彼によって始められたのである」(9)「益軒は……一方において道学（朱子学―引用者）の立場を守りつつ、他方では彼の窮理――経験的合理主義の立場を貫いた」(10)とする評価は、独創性に富んだものではないにしろ、益軒の評価としては適切なものであると思われる。

そこで問題となるのは、前述のように規定される益軒の思想体系のなかで、『養生訓』がどのような位置を占めるかという点である。

益軒『養生訓』の基本思想は、巻之一「総論上」にある次の記述に明らかである。

生を養ふ道は、元気を保つを本とす。元気をたもつ道二あり。まず元気を害する物を去り、又元気を養ふべし。元気を害する物は内慾と外邪となり。すでに元気を害するものをさらば、飲食・動静に心を用て、元気を養ふべし(11)

ここでは、人間に本来備っている気としての「元気」を、内的要因としての「内慾」と外的要因としての「外邪」から保護し、日常生活（「飲食・動静」）に配慮することによって増強することが、益軒のとらえた「養生」概念であるとみられる。

この記述に即する限り、益軒の思想は、「天理」なる形而上学的概念の優越を主張する純朱子学的立場とは明らかに異なっている。一方で、益軒が理論的に依拠した医学的立場は、『黄帝内経』を基礎とするものであった。『黄帝内経』自体は、陰陽五行説に基づいた観念的な医学理論であったから、朱子学のもっている理論志向の性格とよくなじむ側面を有していた。

日本に移入された「内経系医学」が、金・元時代に創唱された「李朱医学」として定着し、朱子学とよく複合して「後世派」と称されるようになったことは既述した。したがって、益軒の医学的立場も「後世派」に近いものであると言えるが、益軒が『養生訓』のなかで、しばしば引用し、評価しているのが、孫思邈『備急千金要方』であることから、『養生訓』が道教的・技術主義的性格をも一部併せもっていたことは認められる。益軒があげている養生法の数々も、「夜食せざる人も、晩食の後、早くふすべからず。早くふせば食気とどこをり、病となる。」(12)「導引の法を毎日行へば、気をめぐらし、食を消して、積聚を生ぜず。」(13)と記されているように、気の運行を活発させるという現象重視の原理に立脚しながら選択されている。

ただし、益軒が『養生訓』をいわば「気」一本論で著述しきったかといえば、それは適切ではない。彼は、巻之二「総論下」のなかで、「人の世にをる、心ゆたけくして物とあらそはず、理に随ひて行へば、世にさはりなくして天地ひろし。かくのごとくなる人は命長し。」(14)と述べて、理を軽視するどころか、その重要性を依然として認めている。

さらに益軒は、「凡そ医となる者は、先儒書をよみ、文義に通ずべし。文義通ぜざれば医書をよむちからなくして、医学なりがたし。又、経伝の義理に通ずれば、医術の義理を知りやすし。」(15)と述べたり、「医道は、陰陽五行の理なる故、儒学のちから、易の理を以、医道を明らむべし。」(16)などと記して、易の理論・陰陽五行説・儒学（朱子学）の「義理」と医学の理論体系とを深い相関関係にあるものとして認識している。ただし、そこでは「気」と「理」を截然と分けて「理」を優先させる純朱子学的な「理気二元論」がとられてはおらず、「陰陽五行の理」、すなわち「気の理の立場」と表現されるような基本的姿勢が『養生訓』を統制していたとみられる。

益軒研究者として著名な井上忠は、前記のような益軒の立場を、

医学においてすべてを「気」で説いた彼が朱子学の理気二元論に賛し得なかったのは当然であった。……しかもなお科学者である彼には古学派の人々――たとえば仁齋や徂徠のように理を軽視し、あるいは無視することは到底できなかったのである(17)。

と評している。ここで、益軒における「理」の重視が、彼の科学者としての論理を重視する性格に由来するのか、あるいは朱子学者としての「天理」観の固守に基づくものであるのかは、慎重な検討を要すると思われるが、少なくとも益軒は、『養生訓』著述の時点においては、純朱子学的な論理性と、気の現象を重視する実証性とを、折衷・調和しようとする立場に立っていたことは明らかである。『養生訓』巻之一の末尾において、「俗人は慾をほしゐままにして、礼儀にそむき、気を養はずして、天年をたもたず。理気二ながら失へり。仙術の士は養気に偏にして、道理を好まず。故に礼義をすててつとめず。儒は理に偏にして気を養はず。修養の道をしらずして天年をたもたず。」(18)と記したことは、益軒の思想の折衷性ないしは中立性を示している。

以上のように検討すると、『養生訓』は、益軒の朱子学徒としての論理重視・道徳性尊重の思想的側面と、本草学・地理学・歴史学などにも通暁していた実証的な経験科学的側面の交点をその成立基盤としていたと理解できる。

ただし、益軒『養生訓』の基本的性格を、それら二側面からの作用で理解するのみでは充分とはいえない。『養生訓』が近世人の健康維持についての原理と方法を啓蒙的に説いたものである以上、それは、単に論理・道徳の整合性や事象の実証性にのみ規定されるだけではなく、具体的生活に適用される現実性をもっていなければならない。益軒『養生訓』が現在にいたるまで、個人における健康形成の実践的規範として読み継がれている理由は、朱子学的な論理的整合性や経験科学的な実証性がその決定的要因ではなく、あくまでも個人の生活に密着した現実性が確立されているゆえである。

益軒『養生訓』における生活の具体性をもたらしたものは、益軒の思想における実学志向の性格である。益軒は、その著『愼思録』において、「凡為學焉者。以濟用。故學必施於事。而後可為有用之學。其曰有用之學。何也。曰。是明人倫施事業。」(19)と述べて、学問が人間の物心両面の生活の実用に供されるべきことを主張している。この点は、『養生訓』の内容と記述を一覧すれば、瞭然たる事実である。益軒の実学的性格は、彼の博学ぶりと相関をなしているといえ、益軒の本草学・地理学などにわたった著作群の多様さに象徴されている。

また、麥谷文夫(20)は、このような益軒『養生訓』のリアリティを益軒の膨大な中国古典の知識から日本人の体質や日本の文化的特徴を考慮したうえでの取捨選択の結果であると論じている。この説によれば、益軒『養生訓』とは中国養生論の「主体的受容」を基盤としていたとみるべきである。

以上のように、益軒『養生訓』は、彼の思想上の要素である、純朱子学的な論理的・道徳的整合性、経験科学的実証性、および現実性（実学性）を包摂していた。『養生訓』それ自体の養生観は、「およそ人のやまひは、皆わが身の慾をほしゐままにして、つつしまざるよりおこる、養生の士はつねにこれを戒とすべし。」(21)とあるように、節制主義を基調としたものである。また、

人となりて此世に生きては、ひとへに父母天地に孝をつくし、人倫の道を行なひ、義理にしたがひて、なるべき程は寿福をうけ、久しく世にながらへて、喜び楽みをなさん事、誠に人の各願ふ処ならずや(22)。

の記述に明らかなように、朱子学的倫理観の圏内にあったものではあったが、具体的な養生法における経験的実証性と実用性とがその養生観を支えていたといえる。それは『養生訓』の構造であると同時に、益軒の思想構造を端的に示していると思われる。

一方で、塚本明(23)は、益軒『養生訓』にはそれまで禁忌とされてきた肉食の限定的受容や性欲への一定の許容的態度、贅沢を容認したうえでの倹約の主張などを認めうることを指摘し、益軒『養生訓』の思想構造における功利的性格を認めている。

そして、益軒の『養生訓』がそのような性格をもっていることは、それ以後の養生論の展開に二つの

点できわめて重要な意味をもっていたと考えられる。

第一に指摘できる点は、益軒『養生訓』に表れた経験主義的側面は、名古屋玄醫、後藤艮山、香川修徳、山脇東洋、そして吉益東洞と連なる「古医方」の系譜によって間接的に継承されてきたものであったことである。「古医方」の成立によって、養生論における実証的側面が確立されたといえ、益軒思想への間接的影響ととらえるべきである。

第二に指摘できる点は、益軒『養生訓』のなかの節制観が直接的に多くの養生論に影響を与えていることである。益軒『養生訓』の節制観は、

聖人ややもすれば楽をとき玉ふ。わが愚を以て聖心おしはかりがたしといへども、楽しみは是人のむまれ付たる天地の生理なり。楽しまずして天地の道理にそむくべからず、つねに道を以（て）欲を制して楽を失なふべからず。楽を失なはざるは養生の本也(24)。


とあるように、「節欲」による快楽の実現という朱子学的倫理観に対応したものであった。この朱子学的倫理観に基づく節制観は、朱子学と最もよく対応していた「後世派」に属する養生論はもとより、その他の思想的系譜に属する養生論にも大きな影響を与えたといえる。

以上の点が、益軒『養生訓』がそれ以降の養生論に与えた主な影響とみられる。前述の影響のうち、前者は、儒学的土壌のもとで育った杉田玄白による蘭学的知見に基づく養生論の成立を導いた。後者の

影響は、心学系養生論などにとっても大きな成立の契機となった。換言すれば、益軒『養生訓』は、論理的・道徳的整合性、実証性、実用性の接合点に成立した益軒思想の「縮図」でもあった。その養生論の展開における性格は、ややうがってみれば、曲直瀬玄朔『延壽撮要』で示された「李朱医学」的医学理論に則った養生論と、名古屋玄醫『養生主論』に象徴された経験・実証主義的養生論とを適応主義的社会観のうえに統合した位置にあったといえる。

益軒『養生訓』のそうした中間的・折衷的性格が、養生論が単なる保健衛生論としてだけではなく、倫理・道徳論、処世論としても評価の対象となる要素を含むことを許容したとみられる。そして、そのような解釈に沿えば、後に益軒『養生訓』の影響を受ける養生論の数々が、同様の折衷的性格を帯びるものや実証主義に傾くもの、あるいは形而上学的になっていたものなどへと多様化していくことも首肯される。益軒『養生訓』以降、ことに化政期にいたって、養生論が多様化していく状況は後述するが、その多様化の契機は、益軒『養生訓』それ自体の思想的構造のなかに存在していたとみられる。

3　近世後期養生論の成立と近世実学

1　益軒以後の江戸中期養生論

貝原益軒『養生訓』が、富士川游や藤浪剛一が指摘したように、それ以降において広く普及し、かつ他の養生論の参考にされたとすれば、それは、益軒『養生訓』を根底的に支えた江戸中期の思想構造、すなわち朱子学的倫理・道徳観と経験科学的実証主義とが、保持・継承されていたことをも意味する。とりわけ、朱子学的倫理・道徳観は、江戸期を通じて、危機的状況を内包しながらも、常に支配的位置を占めていた。それゆえ、養生論の執筆者たちが一定の社会通念を許容しながら養生論を著述していくとすれば、朱子学的倫理・道徳観の「洗礼」は不可避であったとみられる。ただし、この場合養生論のなかに反映された儒教的要素は、経典の解釈学としての「儒学」よりも子安宣邦が提起する社会的教説としての「儒教」という正確を色濃くもつ(25)。とはいえ、益軒『養生訓』より後の養生論は、内容においても表現形式においても微妙に変容してきている。

益軒以降、一八〇〇年代直前までに著述された養生論は、数量的にはその前後の時期に比して少ないことは、すでに序章で述べた。近世期の養生論刊行数の変化は、元禄・正徳期と文化・文政・天保期にピークをもった双峰型を示している。益軒『養生訓』は、まさに第一のピークのただなかで著されている。

益軒『養生訓』が著された正徳期には、二つの養生論の著述・刊行と一つの養生論の重版がおこなわれた。すなわち、正徳四年(一七一四年)の松尾道益『養生俗解集』の重版と、正徳五年(一七一五年)の芝田祐祥『人養問答』と正徳六年(一七一六年)の香月牛山『老人必要養草』の著述である。

松尾道益『養生俗解集』は、すでに寛文、延宝年間の刊行に続く重版であり、元禄・正徳期とは約四〇年程の間隔のある時期に初版されているので、正徳期の養生論とすることはできないが、享保一六年(一七三一年)にも重版されていることから、かなり著名なものであったことが推察される。

芝田祐祥『人養問答』(26)は、養生論が問題形式によって著されている点で注目される。それまでの養生論が、益軒『養生訓』が典型的であるように、平叙文による解説調の記述であったのに対し、『人養問答』は、「客問」「客問曰」「答曰」というような問答形式によって全編が著されている。同書を内容的に検討するならば、いわゆる「元気」論が基調となっており、全体を通じた思想は、後世派的で益軒に近い。だが、益軒『養生訓』とは微妙に異なった部分をもっている。

第一点は、「扨養生に三ツの大事有、第一に食餌、第二に心持、第三に身持也」(27)と、養生の基本を三つの内容に集約している点である。もちろん、益軒『養生訓』においても食事や精神、日常動作についても項目が立てられ、重要な取り扱いがなされていたが、益軒がそれらを併列的に処理したのに対し、祐祥は明確に領域意識をもってこれらを構造的に取り扱うことを試みたといえる。

第二点は、「答て云糸竹歌舞の音曲は欝を開き心を養ひ氣を巡らすの良法也」(28)「夫詩歌は正心養神修身の良法也」(29)の記述に示されているように、趣味娯楽の健康上の効果について言及している点である。こうした文化的レクリエーション的活動についての肯定的見解は、元禄・正徳期の華麗な風俗・世相を反映したものといえ、養生論が時代の変化に規定され、その基本的原理や内容に微妙に影響されるものであることを示している。

同様の傾向は、香月牛山『老人必用養草』(30)にもみられる。牛山は、明暦元年（一六五五年）に筑前に生まれ、幼少の頃に貝原益軒に学び、長じて鶴原玄益にしたがい医師となって中津藩に仕えるが、後に致仕し、京に出た。元文五年（一七四〇年）に没した。医学理論としては、「李朱医学」を奉ずる「後世家」に属するが、中国の医書に盲従することなく、自らの臨床経験をも重視した、独自の医学的立場に立った。『老人必用養草』は、「養老」を主題としているだけに、全体的に消極的な養生観が全面に出ているが、

若き時諸藝を心がけぬ者は、年老いてなすべき事なくて、樂みすくなきものなれば、其事を子弟たる者にさとして藝術をつとめしむべきなり、文學和歌音樂をもしらず、武士たらん人の本邦の軍記をだに讀わかぬは、年老てなす事なく……(31)

と記述されているように、『人養問答』と同じく、文化的レクリエーション的活動を積極的に評価する視点を含んでいる。

『人養問答』や『老人必用養草』にみられる、レクリエーション的・芸能的な活動に対する肯定的評価は、益軒『養生訓』で、「無益のつとめのわざと、芸術に心を労し、気力をついやすべからず」(32)と批判されていることと比してきわめて対照的である。益軒と同時期の、しかも同じ後世派的な立場にある人々の著した養生論のなかにさえ、そのような変化が生じてきた点に、養生論のなかに朱子学的でリゴリスティックな養生観だけに規定されない、現実的な生活状況に対して肯定的に対応する実際的な視点がみられはじめたことが示されている。

享保から寶暦・明和にかけての時期、すなわち一八世紀前・中半期は、養生論刊行が目立って少ない。

享保一二年（一七二七年）に、大阪の医師である原省庵が『夜光珠』という珍奇な題の養生論を著し、宝暦七年（一七五七年）に、高名な禅僧白隠慧鶴（鵠林禅師）が『夜船閑話』を著したのが目立つ程度である。

原省庵の『夜光珠』(33)は、『千字文』から採られた題名である。当時の保健衛生に関わる俗説を評論するという形をとっているが、本文の「長生の術並に丹を煉といふ説」において、「又仙経に上中下の三つの丹田あり、是を精氣神の三寶といへり、これを修し養ふを丹を煉るといふなり、此道を得るときは儒釋道の奥旨に通じ、神慮にもかなひ侍りて長生不老の真術なり」(34)と述べられているように、省庵が、道教・儒教・仏教、さらに神道などの諸思想を習合する立場で養生論を著していることがわかる。こうした各思想を折衷・習合する立場は、養生論の執筆者の少なからぬ姿勢であった。また、内容的にも「安芸の広島の沖蓬莱山といふもの丶説」「女は砥石を越へぬものといふ説」「悪しき犬を退る術」など、広範雑多なものを含んでいる。

白隠慧鶴『夜船閑話』(35)は、日本思想史研究においてもしばしばふれられているが、その養生論は、禅的というよりはむしろ道教的・神仙術的である。白隠慧鶴は、貞享二年（一六八五年）に駿河に生まれ、一五歳にして出家し、臨済宗門に入る。市井にあって、終始平明な禅を説いた。明和五年（一七六八年）に没した。本文は、著者白隠が朱子学者石川丈山も師事したという白幽なる人物を訪れることから始まるが、本文の大部分は白幽の教示である。白幽の教示を受けた白隠は、「蓋し生を養ふ事は國を守るが如し、明君聖主は常に心を下に専にし、暗君庸主は常に心を上に恣にす、……人身もまた然り、至人は常に心氣をして下に充たしむ」[36]と述べている。こうした「上虚下実」の状態を得るためには「大凡生を養ひ長壽を保つの要は、形を煉るにしかず、形を煉るの要は、神氣をして丹田氣海の間に凝らさしむるにあり、……是仙人九轉還丹の秘訣に契へり」[37]というような神仙術に属する錬気法が必要であることを説いている。

2　養生論と近世実学

これまでみてきたような正徳期から享保・宝暦期における養生論の表現形式や内容の微妙な変化や著作者層の多様化に決定的な影響を与えた要件は、端的にいえば、元禄から享保期にかけて興った実学及び実学思想である。この場合に「実学」とは、一般的に理解されているように、現実性・実用性・実証性を多少なりとも備えた経験科学や技術学をさすわけであるが、そうした実学は、多くの日本科学史の研究によって、室町時代末期のポルトガルを媒介としたヨーロッパ文明の流入を期に萠芽し、江戸開幕に伴う大都市の形成と生産力の増大によって、元禄期から享保期にかけて最盛期を迎えたとされている。

実学史の研究に関しては、杉本勲の詳細な研究がある[38]。杉本は、元禄から享保期にかけての実学隆盛の条件を、社会経済的条件・政治的条件・思想文化的条件の三つに分けて論じている[39]。社会経済的条件とは、すでにふれたように、農・鉱・工・林・漁業などの諸産業の生産力が急速に発達し、農民階層の余剰生産物が増加し、これらを商品化することにより、農民の消費能力が向上したことと、それに伴って農民の生産物が商品として都市部に集中することによって都市とその近郊の商品貨幣経済が強く刺激されたことである。政治的条件とは、幕藩体制の確立と安定とが一応実現されたことによって、元和から寛永期にかけての武断的政治は、徳川綱吉治下を頂点として文治政治に移行し、学芸振興、とりわけ朱子学が保護され、「官学」として権威づけられてくることである。ここに、財政的には困難な状況を抱えながらも学術奨励の体制が成立してきた。また、地方における好学の藩主（徳川光圀、前田綱紀など）の存在や、享保期の徳川吉宗による殖産興業政策も無視できない。さらに、思想文化的条件とは、そのような奨学体制下で保護の対象となった儒学が、在野の儒学者の手にあって、実学化してくることである。

こうした杉本が指摘した条件のなかで、筆者が養生論の変化に影響を与えたと考えるのは、思想文化的条件と社会経済的条件である。

思想文化的条件、すなわち儒学の実学化とは、具体的には、朱子学における儒学の観念論化・形而上学化を批判し、孔孟の古典を実証的に検討し、朱子学が依拠した「天人合一論」を否定しようと試みた「古学派」の抬頭と、さらにそれを発展させて時に非合理的なまでの現実主義をとった「古文辞学（徂徠学）」の成立があったことである。

すでに知られているように、「古学派」は、山鹿素行によって主導され、伊藤仁齋・東涯父子によって確立された。山鹿素行は、その関心を兵学に及ぼしたことでその実学への志向が汲み取れるが、彼は、「學ハ何ノ爲ゾヤ、是ヲ日用事物ニ及シテ、以テ道ヲ規ンガタメナリ」(40)と述べ、実学志向をより明確にし、「文學ノ學者ハ今ヲ知ラザルユエニ時義ニ通セズ、古今ヲモ詳カナラズ、凡ソ実學ニアラザレバ、文書却テ日用ノ害トナル」(41)と記して、現実重視の視点を打ち出している。さらに伊藤仁齋においては、「その陰陽をもって人の道とすべからざること、なお仁義をもって天の道とすべからざるがごとし」(42)として、自然の法則性と人間の道徳規範とを峻別している。彼らは、こうした経験主義的・現実主義的思想を、孔孟を始めとする古典を実証的に読み取ることによってつくりあげた。

さらに、荻生徂徠にいたると、素行や仁齋の説がより尖鋭化して受け継がれ、「理なる者は定準なき者なり」(43)「理は形なし。故に準なし」(44)と述べて、非観念主義をとり、学問は「学んでむしろ諸子百家曲芸の士となるも、道学先生たることを願はず」(45)というような、即物的・技術的性格をもったものとして把握されている。

このような思想文化における変化が養生論に影響を与えたのは、儒学の体系が朱子学から古学・古文辞学へと展開したことが、医学における「古医方」の成立を導いたからである。経験と実証を重んじ、病理を「気一元」でとらえ、『傷寒論』を範として、疾病の治療を第一とした「古医方」は、名古屋玄醫に端を発し、後藤艮山、香川修徳、山脇東洋の系譜を経て、吉益東洞において大成したが、その成立は、山鹿素行、伊藤仁齋、荻生徂徠を経る「古学」の成立と軌を一にしている。とくに、香川修徳が伊藤仁齋の門下になったことは、「古学」と「古医方」の密接な関連を示している。また、吉益東洞が、「夫れ理は定準なく、疾は定証あり、豈に定準なきの理を以て、定証あるの疾に臨むべけんや」(46)と表明していることは、東洞が前述の徂徠の説とほとんど同様の論理をもっていたことを意味している。

「古医方」の完成者である吉益東洞が養生論を著した形跡はないため、直接的に彼の養生観を分析することはできないが、「古医方」の経験主義・実証主義は、香月牛山のような後世派に属する人々が著した養生論の経験的・実証的記述にも少なからぬ影響を与えていたとみることができるし、現実重視の視点は、さきにみた牛山や芝田祐祥の養生論の内容に大きな影響を与えていたと考えてよい。

また、医学と近接していた、博物学としての「本草学」の発達も、養生論のアクチュアルな変化の理解には欠かせない。貝原益軒が、『大和本草』を著して、すでに博物学の体系化を試みたし、正統的な本草学者である稲生若水とその弟子丹羽正伯は、元禄から元文三年（一七三八年）までに、大著『庶物類纂』一〇〇〇巻を完成させ、動・植・鉱物を分類・体系化した。これらの著作物に蓄積された知識は、養生論の中で記載される食物・薬物の引用に際して、きわめて有力な情報資源となったとみられる。

以上のような、儒学・医学・本草学を中心とする経験科学の隆盛は、元禄期から享保期の町人の経済的地位の向上と、農民が生産者的性格から消費者的性格を兼ねた存在へと変化したことと連動して、庶民階層を文化的創造者にすることを促進したとみられる。朱子学がなお圧倒的な権威として存在していたとはいえ、実学の進展は、この時期の庶民にとって学術文化を身近に感じさせたと思われるし、それゆえにまた、庶民の自主的な教養形成の意識も高めたと思われる。例えば、文芸の領域において、井原西鶴の『日本永代蔵』や近松門左衛門の戯曲が愛好されたのも、それらが近世中期の町人のリアルな生活を表現していたからである。そのような学術文化の庶民的展開は、養生論の飛躍的な盛行の基盤を整える状況としては格好であったとみられる。

ただし、養生論著述の領域にとって、元禄期から享保期にかけての社会・経済・学術文化の面での変化の影響は、重要であっても決定的ではなかった。つまり、それらの変化が養生論全体の表現形式や内容に決定的に影響を与えるためには、いま少しの時間が必要であった。

［第4章］

近世後期養生論の成立

1　化政期への胎動

安永期（一七七〇年代）より、養生論の執筆・刊行は徐々に増えはじめる。明和九年―安永元年（一七七二年）に大神貫道『養神延命録』、安永二年（一八七三年）に小川顯道『養生嚢』、安永五年（一七七六年）に三浦梅園『養生訓』、さらに寛政期（一七九〇年代）に入ると、寛政三年（一七九一年）に津軽健慶『養性箋』、寛政六年（一七九四年）に多紀安元『養生歌』、本井子承『秘傳衛生論』、山崎普山『長生草』、一七九五年（寛政七年）に圓田得『百世養草』、松本鹿鹿『長壽養生論』、寛政九年（一七九七年）に本井子承『秘傳長壽法』などが著されて、続く享和・文化・文政・天保期の養生論の盛行を導くことになる。

以下では、前記の著作群から、代表的かつ特徴的なものを例にとって、この時期の養生論の性格を明らかにする。

安永期から寛政期にかけての養生論のなかで、三浦梅園『養生訓』の存在は重要である。三浦梅園は、享保八年（一七二三年）に豊後（大分県）に生まれ、綾部絅齋らに儒学を学び、後に長崎に遊学して天文学などを学んだ。梅園は、その主著『玄語』『敢語』『贅語』などによって、自然弁証法的論理を展開し、近世日本最大の「自然哲学者」と評される思想家である。日本科学史・技術史家の三枝博音をはじめとする多くの研究者によって(1)、梅園の思想、わけてもその自然認識における論理性と方法論の自覚が積極的に評価されているが、梅園が安永五年（一七七六年）に著した『養生訓』は、内容的には益軒の『養生訓』ときわめて近似している。ごく基本的な事項についてその記述を示せば次のようなものである。

常に衛生の道を知り、身を壮健に保たずんば、父母には、まさかの働もなりまじければ、百年の君恩も何を以てか報じ奉らん(2)

人の気は常に動くを好み人の身は常に静かなるを好めり、動くを好む者には、静かなるを以て養ひ静かなるを好むには、常に労を用ゆ、是養生の道なり(3)

こうした論理は、益軒の論理と重なっているとみられる。

梅園は、その儒教思想の形成過程では、益軒と異なり、朱子学的教養についてはごく短期間学んだに過ぎない。むしろ、彼の思想の独自性は、「魚を識らんと欲すれば、先づ漁史を読まんよりは、亟やかに魚肆に就け、華を識らんと欲せば、先づ華譜を繙かんよりは、急に華圃に趨れ」(4)という言に明らかなように、既成の知識体系を懐疑し、純粋な自然観察に基づく認識を志向した方法論にある。したがって、梅園が自身で構築しつつあった自然認識の方法論に忠実に養生論を著したとするならば、その養生論はその自然認識や人間認識において最も急進的であってしかるべきである。

しかし、さきにみた梅園『養生訓』の記述、あるいは、

それ男女は、人の陰陽にして、情慾の勤は、發生の氣を感、其氣感じて節を知らず、内にして性を伐り、外にして徳を損ふ物故に、聖人これが禮を制し、配して夫婦の道を修め子孫血脈を嗣ぎ、親疎其族を分つなり(5)

などの記述は、養生論の領域における彼の方法論の独創性を示すものではない。ただし、梅園の次のような記述は、彼独自の自然認識の方法論を窺わせる。すなわち、

人はもと天地にうけて出来たるこの身なれば、此身を養ふも天地に資らざれば養ひがたし、天は氣

にして、地は質なり飲食は質にして呼吸は氣なり、呼吸は天の人を養ふなり、飲食は地の人を養ふなり(6)

其査滓は、腸中より肛門に送り、餘瀝は一身の雨露となり、膀胱を溝涜として營養用つきて、送られて小便となるなり、故に肝脾皷動の時、蒸蒸淳淳として、雲の如し膀胱に帰する時は、淋漓の雨池を潤ほし、草木にそそぎしあまり、溝壑に帰するが如し、此故に、胃は人身營養の本腑、物實せざれば飢ゆ、空しければ死す、毒なるものあへば、營養の機關癈す(7)

などに示されているように、「天人合一」論的な認識と実証的な解剖学的認識とが混然となっていたのが、梅園の養生論における自然認識・人間認識であったといえる。それゆえ、梅園の主著『玄語』『贅語』でみられる弁証法的な論理展開を中心とした認識論はほとんどみることができない。

もともと、梅園の儒学的立場は、「理ヲ謂フ者ハ之ヲ以テ事物ヲ盡サントシ、之ヲ厭フ者ハ悪ンデ之ヲ掃除セントス。未ダ偏ト党トヲ免レズ」(8)というような中間的性格のものであったといえ、その意味でも益軒に近い。したがって、梅園が自らの養生論を益軒『養生訓』に近いものとして著述したのは、むしろ当然であるわけだが、ここで梅園『養生訓』を取りあげた理由は別にある。それは、梅園ほどに高く評価されている自然哲学者が、実学思想の高揚した一八世紀後半の時点においてもなお、益軒『養生訓』に近似した養生論を著すほどに、益軒を代表とする朱子学的・後世派的な養生論の基本的原理からの脱却が容易でなかったことを、梅園『養生訓』の存在それ自体がなによりもよく示していると思われるからである。

一七世紀末から一八世紀にかけての実学思想の興隆によってもたらされた人間性肯定のリアリズムの視点（代表的には古学派の人間観）と実際の人間の生活に即したアクチュアリティの視点とが、養生論の全体的構造に決定的に影響を与えたのは、一八世紀末葉から一九世紀であるといってよい。

2　化政期養生論の思想的諸相

享保期を終えて、徳川吉宗の死後、十代将軍徳川家治の側用人（のちに老中）で重商主義政策をとった田沼意次の幕政掌握期、いわゆる「田沼時代」がはじまった。この田沼時代には、それまでの徳川治世下の原則であった道徳・倫理と政治・経済との一体的展開は次第に分離しはじめた。そして、再び養生論が徐々に数を増しつつ著述されるようになるのは、田沼意次の絶頂期であった安永期（一七七〇年代）にはいってからである。なお、安永三年（一七七四年）には、前野良沢、杉田玄白らによって『解体新書』の部分翻訳がおこなわれ、本格的な蘭学研究の緒がつけられた。寛政期（一七九〇年代）にいたると、「寛政期養生論」とも呼びうるいくつかの養生論の著述がみられるようになった。

これらの時期に続く、享和・文化・文政・天保期は、いわゆる「化政文化」の時代であり、繰り返すが、養生論が空前の盛行をきわめた時期である。

「化政文化」については、すでに一般史の分野で、林屋辰三郎、西山松之助、頼祺一らによって、従来の定説、すなわち津田左右吉など戦前の日本史研究者によって提起された、「化政文化の爛熟・頽廃的性格」という古典的見解を再検討することがなされている。化政文化の特質と養生論との関係については、後章で改めて検討するが、ここでもごく簡単に前記の研究者の所説を参考にして、化政期の全体像を確認しておこう。

まず、林屋辰三郎は、「化政文化」と呼ばれる時期の間隔を、「文化・文政（一八〇四〜一八三〇）の約四分の一世紀を中心に、明和・安永の胎動期を経て、前に寛政、後に天保の約半世紀」(9)と規定している。同時に林屋は、従来よりの元禄文化が上方を中心とし化政文化が江戸を中心とするという定説の再検討を提起し、化政文化を上方文化の東漸と江戸における成熟という連続的な視点でとらえることを試み、その江戸における成熟の担い手として「株仲間」という商業資本勢力を措定している(10)。

西山松之助もまた、津田左右吉以来の古典的評価をとらえ直し、化政文化の創造的・個性的性格の一面を指摘している(11)。西山はそれを、

① 絵画・文学・演劇・音楽などの芸術が民衆の生活を密着した点で開花したこと
② 民衆芸能としての遊芸・娯楽や芸道（茶の湯・生花など）が発展したこと
③ 寺社参詣・名所巡覧・遊山・納涼・花見などの行動文化が成立したこと
④ 寺子屋などの基礎的教育機関などの進展の反面、実業経営における文化的創造はほとんどなかったこと

の四点に集約し、それらを支える条件として江戸が都市として爆発的な膨張を遂げたことをあげている。

頼祺一は、林屋や西山の観点を参照しつつ、化政期の地方への文化の拡大現象を指摘し、それらを規定した要因として、商業流通活動の発展、とりわけ都市を中心とした遠隔地市場への販路の拡大という流通網の成立と、それに対応する地方豪農層の成長をあげている(12)。

以上のような研究から総括的に言えることは、化政文化は江戸を中心とする大都市圏が上方文化を継受しながら江戸庶民の生活の独自性によって固有のものに変化し、それらが商業流通圏の拡大にともなって地方へ拡大し、地域化したという性格をもったものであったという点になろう。

このような文化的状況の下で盛行をきわめた養生論は、どのような内包を示していたのであろうか。ここでは、数多い化政期養生論のなかから代表的な著作について、それぞれの著作者が依拠したと思われる思想的な立場に基づいて、いくつかの領域に分類して、化政期養生論の思想的・原理的実像を確かめてみよう。それによって、近世の養生論がどのような人々のいかなる思想的な関心をもとにして著されたかがわかることだろう。それを明らかにすることは、また当時の養生論の読み手の側に立つ人々が養生論に何をもとめていたかを知ることにもなるはずである。

なお、以下の分類と考察は、それぞれの養生論の思想的系譜を最もよく示していると思われる原理的・総論的特徴（例えば、「天人合一」論的自然観や蘭学的な知見の有無など）を基準としているのであるが、そこにはなお不明な点が存在している。例えば、蘭学系の解剖学的認識が示されているような養生論のなかにも『黄帝内経』からの引用がみられたり、国学的な自然観・世界観を示しながらもなお儒書からの引用がある養生論も存在する。つまり、一つの養生論のなかの思想的要素は、必ずしも統一的ではない。ことに、後世派と古医方との間の相違は相対的である場合が多い。近世期という時代の性格、あるいは養生論の執筆者が必ずしも当時第一級の学者ばかりではなかったことを考え合わせると、相当程度の異なった思想上の要素の混在や重複を許容しなければならないと思われる。加えて、以下の分類作業は、本研究では重要な位置を占めはするが、決定的なものではない。それゆえ、以下の分類作業は、以上のような限定をもつ、暫定的で仮説的な性格をもつことを付け加えておきたい。

1　後世派養生論

化政期においても、養生論の少なからぬ数のものが、後世派、ないしは後世派に近い医学的立場の人人によって著されている。「後世派（後世家）」については、これまでにもふれてきたが、『黄帝内経』の理論、ことに「陰陽五行説」と「運気論（気が五臓六腑に配当されることによって生理現象が引き起こされるとする説）」、および朱子学的な自然観・倫理観・人間観をもった医学的な立場であると理解してよい。ただし、前述のように、近世後期においては、医学理論にかなりの重複が認められるし、わけても後世派の医学的理論は、「古医方」や「考証学派」の成立によって少なからず動揺していた。ゆえに、一見のかぎりでは後世派的な記述のなかにも、古医方その他の医学理論がみられることがある。なかにも、神仙系・道教系の医学とは、その典拠がともに『黄帝内経』や『千金方』であることから、厳密に分類することはほぼ不可能であるといっても過言ではない。したがって、ここでは後世派医学の特徴ともいえる「五行相生・相剋」論・「運気論」・「内傷外邪（六気七情）」論などの記述の有無を基準にしてカテゴライズを試みた。

そのような限定の下で後世派養生論について述べると、第一にあげられる著作は、谷了閑『養生談』である。著者の谷了閑については、その経歴は現在のところ不明とせざるをえないが、おそらく医師であろうと推測される。同書は、享和元年（一八〇一年）という化政期の初頭に著されたという点で、化政期養生論の口火を切った著作とも言える。同書が後世派養生論であることは、記述内容においても充分に明らかであるが、「仕ナスモノナリトモ半ニシテ是ノ事ヲ思ヒテ仕果セバ、殊更氣盡キテ後ノ事ハナラザルモノ也ト延壽院法印ノ語ラレシ尤モ道理也」(13)と記されており、了閑が延壽院法印、すなわち後世医の泰斗曲直瀬玄朔の説を肯定していることに端的に示されている。

後世派の特徴は、その生理観と病理観に象徴される。了閑においてもそのことは同様で、次の記述がそれらをよく表している。

春ハ木ノ旺スル時也、脾胃木ノ尅ヲウケテ死ノ位也、酸キ物ヲバ用捨ノ心有ベシ……夏ハ火ノ旺スル時也、肺ノ臓火ノ尅ヲ受テ死ノ位也、苦キ物ハ用捨ノ心有ベシ……(14)

肺ハ脾ガ子也、子ヲシテ母ヲ補ナルベシ……腎ハ肺ガ子也、子ヲシテ母ヲ補フナルベシ……(15)

陰陽ノツルミニヨリテ物ノ生ズル事有情非情トモニ道理ハ同ジ、氣専ラナルトキハ病ナシ、獨陽不生獨陰不成ハナレテヒトリト物ノ生ズル事ナシ雑リテ不流ニヨリテ萬ノ病ハ生ズ、無病ト云ハ氣ノ順ズル名ナリ、病ト云ハ氣ノ不順辞ナリト心得タランハ養性ノ本タルベシ(16)

これらの記述は、陰陽二気が春夏秋冬の四時に応じて木火土金水の「五行」に変化し、それが心・肺・肝・脾・腎の五臓に配当して生理現象を支配するという、「五行相剋・相生」論・「運気論」の内容を端的に示しており、後世派の形而上学的な医学理論の解説に他ならない。

こうした生理・病理観に基づいた養生の実践論は、いうまでもなく「節欲」「愼身」を基本としている。了閑にあっては、そのことは、

脾胃ハ水穀ノ海ニシテ食ノ腑ナレドモ少食ハヨク五臓ヲ養フ、大食スレバ溢レテ必瀉下ス是ヲ世事ニアテテ見レバ多欲ハ身ヲヤブリ、少欲ハ身ヲ助クルガ如シ(17)

戸樞不螻流水不腐、タトヘヲ顧テ飲食ヲ節ニシ、房事ヲ愼シミ夜食昼寝ヲ禁ジツヽ、食後ノ行歩兵法ヤ馬ヲ自路ニ乗テヨシ(18)

との記述によって表されている。これらの点は、後世派養生論の代表とも言える曲直瀬玄朔『延壽撮

要』や貝原益軒『養生訓』の記述内容と重複している。

また、後世派、またはそれに近い養生論は、富裕高貴な人々の生活を不健康・多病であるとし、農業にたずさわる田夫野人の生活が健康であるとしているものが多く、了閑においても、

大名モ農工商ニ至ルマデ美食婬酒ヲ事トシテ、身ノ働キノナキ人ハ病ヲ受ケテ害多シ、農人ハ春ハ耕シ夏ハ耘リ秋ハ穫、其三時ノ勤メニ聊カ暇ノアラザレバ夜ハ安眠甘寝ス、依之非心淫念ノ生ズル事稀ナリキ(19)

と記して、そのことを肯定している。

さらに、了閑において明確に表されていることは、後世派、ひいては朱子学の自然認識、人体認識である。了閑は、次のように述べている。

夫惟ルニ病ハ人間生死ノ所係、萬物ハ天地ノ病也、凡無物ニ物生ジ無事ニ事ノ起ル、天ニ在テハ天ノ病地ニ在テハ地ノ病國ニ在テハ國ノ病人ニ在テハ人ノ病草木ニ在テハ草木ノ病鳥獣ニ在テハ鳥獣ノ病也、青天白日ノ時ハ無物無事ニシテ天モ無病ノ時也、忽ニ雲興リ雷鳴稲光スルハ是物ナキ所ニ物生ジ事ナキ所ニ事起ル即天ノ病也、忽ニ雲興ルハ人ノ我ニ痰氣胸ニ聚ルガ如シ、雷ノ鳴事ハ人ノ腹中ニ火動テ腸ノ鳴ガ如シ、……痰ヲ見ル事雲ノ如ク雲ヲ見ル事痰ノ如シ(20)

この記述では、人体の病理現象を自然現象と相同的に把握しようとしており、まさに朱子学における「天人合一」論を象徴している。この点については、近世後期養生論における自然認識の問題として、後章で再び取りあげることにする。

以上の諸点は、谷了閑『養生談』にみられる後世派養生論の特徴であるが、了閑『養生談』にみられる、化政期的な特徴として取りあげなければならない点がある。それは、了閑が益軒的な「気静体動」論、すなわち心は安静にし体は動作を頻繁にするという考え方に疑問を提出していることである。了閑も、「氣ト體ヲ分テ養性ノ心持アルベシ」(21)と、「気体分離」論を展開しているのだが、

體ヲ動シツカフコトヲ養性トス、過ル時ハ體ツカル、氣ハツカハズシテ静ナルヲ以、養フトバカリ心得テ静カスグレバ氣沈ミ一所ニ滞テ欝ノ病ヲナス、氣ハ全體ニ渡リテアルモノ也、體ヲ使フ時ハ即氣ヲツカフ、然ルニ氣ヲバツカハヌヲ養ヒトシ、體ヲバツカフヲ養トス、ト云事心得難シ(22)

と述べて、明確に益軒的な心身観を否定している。この点については、次章で詳述したい。

化政期における後世派養生論の代表的なものとして、次に取りあげたい著作は、本井子承『長命衛生論』である。本井子承は、養生論については、すでに寛政六年（一七九四年）に『秘傳衛生論』を、寛政九年（一七九七年）には『秘傳長壽法』を著している。『秘傳衛生論』は、別表題を『秘傳大人小児衛

生論』といい(23)、「乾之巻」「坤之巻」からなっているが、全篇が「蚘蟲」、いわゆる「むし」によって起こる疾病の予防と治療について小児と成人それぞれの場合に分けて論じた記載に紙幅が費やされており、当時の養生観と養生法の全体像を提出したものとはしがたい。

これに対して、文化九年(一八一二年)に刊行された『長命衞生論』は、「上之巻」「中之巻」「下之巻」の三巻よりなる大著であり、内容においても養生全般にわたったものとなっている。

同書が後世派の養生論に属するとしうる理由は、同書「上之巻」において、

養生といふは、風寒暑濕を用心して、飲食色欲をつゝしむ事なり、風寒暑濕は、外邪に而用心すればのかれ安し(24)

八月は中秋にて、時氣は秋のなかばなり、故に陽氣おさまりて、陰氣発生時なれば、……(25)

只食を程よく脾胃へ受て、身を養時は、不虚陽氣壮になり、自然と腎をもまし陰陽合体して身健なれば風寒暑濕の外邪も冐事なし(26)

などと述べられていることである。これらの記述は、まさに古医方の大成者である吉益東洞が、その主著『医事或問』において、

風・寒・暑・湿・燥・火は天の六気にして万物生長収蔵する天の正令なり。なんぞ天の人を傷道理あらんや(27)

陰陽医は、不視病之所在、唯陰陽五行相生相剋・経絡等を以病を論ず(28)

陰陽医は五臓六腑・陰陽・五行相生相剋の事を書籍にて見覚へ、理をもて病を論じ、手に覚ゆる事なく、臆見にてするゆへ、却て其術なしやすきやうにはあれど、実に病を治する事あたはず(29)

などとして、古医方の経験的・実証的立場から痛烈に批判したところの「陰陽医（後世医）」の医学理論そのものであるといってよい。

このように、後世派養生論として位置づけられる『長命衞生論』における養生法の基本は、やはり飲食の節制と運動の奨励および精神の平静である。

食養性は、脾胃の傷ざるよふに、心がけるがよろし。……脾胃は氣静なる時は藏実しかたまり、氣の燥時は消亡とてよわくなり、飲食消化あしく、大食すれば脾胃傷也(30)

身を養ふは食なれども、食よく身をそこなふ、とかくすくなめに食すれば害なし(31)

人のからだも労動身をこなせば、腹よくすき食味甘血よく順て、病おこらずといへる也(32)

氣を静にもちあらく持べからず、せわしくおもふべからず(33)

これらの記述は、後世派養生論の養生法を端的に表している。

だが、同書では、従来の後世派養生論には必ず付帯してきて、厳しい節制が説かれていた「色欲論」が、それまでの後世派養生論のものと比較して多少変化している。同書では、「色欲」に関しては、

色慾は甚おもしろきものにして、天地の中生あるもの是を不好はなし、其筈なる事は、夫婦陰陽の氣、合躰して形をのこし、子孫をつゞけるほどの事なれば、至て大切の事にて、あだなることにてはなし、おもしろきたのしき筈なり(34)

と記述されている。この記述は、色欲に関して概して否定的もしくは消極的であった従来の後世派養生論に比較すれば、より積極的かつ現実的である。もちろん、同書でも、

若時より男女の慾深にて、いまだ腎氣の不満さきに、はやく色情に染、精氣を耗たる人は、生質た

くましくても、下部の元氣すくなく、五臓のまもりうすく、身よわくして諸病おこり安し(35)

と戒めることを忘れられていなかったが、一九世紀の初頭の「人情本」の普及に象徴されるような、男女の性愛に対する関心の高揚を考え合わせると、その点に関しては変容していく必然性があったと思われる。

谷了閑『養生談』、本井子承『長命衞生論』の両書から集約される後世派養生論の特徴が、益軒『養生訓』以来の「節欲論」と「愼身論」、および生理学的・病理学的認識における「五行相生相剋論」「運気論」にあることは明らかである。そして、この時期の後世派養生論の執筆の背景には、益軒『養生訓』を代表とする近世中期までの後世派養生論の伝統があったということができる。

例えば、文政九年(一八二六年)に、越後生まれの京の医師久保謙亭が著した『養生論』は、

身をそこなふものは、内慾と外邪となり、内慾とは、飲食の慾、好食の慾、睡の慾、言語を恣にするの慾をいふ、外邪とは風寒暑湿におかされるをいふ、内慾をこらへて、少くし、外邪をおそれて防ぐべし、ここを以て、元氣をそこなわず、病なくして、天年を永くたもつべし(36)

との記述に明らかなように、化政期における典型的な後世派養生論であるが、同書の始めの部分では、

今孫真人の養生法、貝原翁の養生訓を撰ひ、日用養生をなすの五要を挙げて、同志の人と倶にせんと欲す、是を善し事行へば、生命を長く保ちて、病なく、君に忠、親に孝、家をおさめ、身を保ち、行としてよろしからざる事なし(37)

と記されているように、謙亭自らが、自著が孫思邈の『備急千金要方』と貝原益軒『養生訓』であることを明らかにしている。

また、天保八年(一八三七年)に、三河豊橋の吉田藩の侍医である伊東如雷が著した『攝養茶話』も、「又攝生七養あり、一に言を少して内氣を養、二に色慾を戒て精氣を養、(原注―略)三に滋味を薄して血氣を養、四に津液を嚥で臓氣を養、五に怒を抑て肝氣を養、六に飲食を節にして胃氣を養、七に思慮を少して心氣を養、とす壽親養老書に見たり」(38)と記されているように、「五臓」の「運気」を標榜する後世派に属する養生論であるが、同書の序に、著者如雷の友人である中山石潤なる人物が、

抑養生の道記たる書籍は、貝原翁の、頤生輯要と養生訓はさらにもいはず、近き頃名古屋の、鈴木常介翁の出されたる、養生要論など、猶これかれ世にあれど、深く心にもかけざる人々は、かかる書ありと、だに知らで過るもなきにはたあらざめり、いとも～かひなきわざになん(39)

と記して、後世派の間で、益軒『養生訓』がなおその地位を失っていなかったことを示している。

だが、本井子承における性欲論の変化や谷了閑における「気静体動」論への疑問など、個々の事項における緩やかな記述の変化は、後世派養生論の養生観、とりわけ節制観の変化と関係していたと考えられる。

そのことを端的に示しているのが、文政一〇年（一八二七年）に、津山の医師河合元碩によって著された『養生随筆』である。同書は、上・中・下三巻に分かれ、上巻を篠原悦、中巻を山川澄、下巻を林克が筆録している。同書の医学的立場は、純然たる後世派というよりも、「傷寒論は管古にて意味深長其中伝写の誤有て玉石混雑する故に読難しよく沙汰してみれば実に醫の亀鏡なり」(40)との記述によってわかるように、古医方的な立場を参照したものである。しかし、「風寒暑濕燥火之六氣これを外邪といふ喜怒憂思悲恐驚の七情これを内傷といふ」(41)の記述によって、後世派の影響もまた濃厚であることがわかる。

元碩は、同書において、

養生の道はその要領を会得すればおのずから勤易くして営ってむつかしきことにも非ず且究屈不自由なる事にもあらず其要領とは萬事唯よく節を守るなり(42)

と述べ、定型的に「節制」を説いている。しかし、その後で、節とは竹の節にて此節は根本の大きなるには節の間短く上へ伸るほど節々の間長くなるなり万事其所に應じて程よきを節という其竹たるや大小に随ひて異なり人の節を守るも千人萬人其人毎に異り其養生の節を守るへきの的は物、能生己者能害己、能養己者能傷己、譬之猶水能浮舟能覆舟、風能遣舟能顛舟也、覆顛は風も水も節に過ればなり(43)

と記している。ここでは、一概に「節」と表現される概念が、体質や生活、あるいは老少によって一人一人異なったものであることを説くとともに、「萬事其所に應じて程よき」ことを「節」とすることを明らかにしている。それまで、ややもすれば「節」を「少ない」ことと同一視していた後世派の節制観、例えば、益軒『養生訓』の「養生の要訣一あり……其要訣は少の一字なり」(44)といった節制観と元碩の節制観とでは、人間の自然性と個人差を許容するという点においては、元碩の方に先進性を見出すことができる。

こうした後世派、およびそれに近い養生論のなかで徐々に起こってきた変化は、すでに述べたような化政期における社会的・文化的状況の変化や、医学思想における折衷的な立場をとった「考証学派」の成立という状況からの影響によるものであることはほぼ明らかである。例えば、文化一四年（一八一七年）に尾張藩医官であった淺井南皋（和気惟亨）が著した『養生録』は、「人身は脾胃の氣の順るを養生の根本とするなり此氣能く順るときは五臓六腑の運行滞りなく精氣神の三つの物全く守りて病なすの因縁なし」(45)と述べられているように、内容的には後世派に近いものであるが、一元来醫流に於て古方家後世家など、称して各別に門戸を立る事は大なる誤りなり凡そ醫じゆつは盡く古方によらすして方則を立ると云事あるべからず宋元以後の方法なりとも功験いちしるきものはとり用ひずんばあるへからず(46)

一近来蘭書頻りに行はれ横行の文字を讀翻譯を事とし蘭薬を主として用ゆる者あり其理なきにしもあらず其長したる所は取て學ぶべし先解體の一條においては蘭人は其精微を極め迚も和華の及ぶ所にあらず(47)

とも記されており、医学的には折衷ないしは採長補短の立場に立っていた。淺井南皐は、宝暦十年（一七六〇年）に京都に生まれ、名を惟亨、字を元亮という。もとは山田元倫と称したが、尾張藩医淺井南溟（正路）の門人となり、南溟の没後にその養子となった。著書に『黴瘡約言』『名家方選』などがある。文政九年（一八二六年）に没した。南溟の先代図南（正直）は考証学派の先達の一人とされている。しかし、いずれにせよ、化政期における後世派養生論は、近世中期までのそれとは明らかにその内容などにおいて変化してきているし、後世派の独自性さえも疑問視されつつあった。

このことをやや穿ってみえば、医学史の展開における後世派の位置の相対的低下を傍証しているとみることもできる。

一七世紀中葉までの日本の医学理論の状況を俯観的に表現すれば、曲直瀬道三・玄朔を中心とする後世派が医学本流として高々と聳え立ち、一六世紀に伝来した「南蛮医術」や一七世紀中葉から発達し始めた古医方の初期的状況は、「異端」という色彩が強かったが、すでに一七世紀後半からの古医方や、一八世紀後半からの蘭学の擡頭はめざましく、一九世紀には、両学派は、後世派を凌ぐ位置にあったといえる。こうした周辺の学派の医学諸派での位置が上昇することによって、基本的原理に革新的変化を起こさなかった後世派医学の地位は、必然的に相対的低下をせざるをえなかったということになる。そのことは、一七世紀後半以降、古医方では、香川修菴、山脇東洋、吉益東洞、蘭学では、前野良沢、杉田玄白、中川淳庵、さらには大槻玄沢、宇田川玄随らの俊才が輩出したのに比して、後世派は著名な理論家を育てえなかったことによっても明らかである。

以上のような状況にあった後世派のなかで成立した養生論は、その医学上の地位の低下に併行するかのごとく、別の性格を帯びてくるようになったととらえることができる。その性格とは、一言で表現すれば、「養生論の修身論化」とも言うべきものである。その変化の兆候は、すでに益軒において充分に認められるが、化政期においては、その傾向はより明瞭であり、本項で取りあげた本井了承『長命衛生論』、河合元碩『養生随筆』、伊東如雷『攝養茶話』、淺井南皐『養生録』などは、いずれも修身論的記述を少なからず含んでいる。そこには、生命観・健康観にすら変化が起こるような転換があったといえる。

そうした転換が認められるとするならば、その変化は、後世派医学が内包していた「医学的側面」と

「朱子学的側面」のうちの後者が、前者の位置の低下とともに、相対的に色濃くなったものであるとの見解が成り立ちうる。そのような後世派養生論の「修身論化」の実態とその分析は、次章の内容論や後章において再びふれることにしたい。

2　古医方系養生論

後世派医学及びその影響下にあった養生論が、一八世紀以降、かなりの影響力を留保していたとはいえ、長期的な低落傾向を示したのに対し、同時期より強い影響を医学界に与えたのは「古医方」である。古医方については、本稿でもこれまでにいくたびかふれたが、古医方成立の契機は、儒学における古学派の影響を受けた医師が、陰陽五行説や「運気論」を標榜する医学思想を、儒医学（漢方医学）の思考圏内において批判したことに求められる。したがって、その批判の焦点は、前項で紹介した吉益東洞の「陰陽医が五臓六腑・陰陽・五行相生相剋の事を書籍にて見覚へ、理をもて病を論じ、手に覚ゆる事なく、臆見にてするゆへ、……実に病を治する事あたはず」との指摘のような、後世派の「陰陽虚実」「五行相生相剋」「五臓六腑」「運気」論などの理論偏重と経験軽視の風潮であった。それゆえ、ここで古医方系養生論として取りあげる著作は、その記述中に東洞のような形而上学的な生理・病理論への否定的見解と治療経験の重視が含まれていることを基準にカテゴライズした。

化政期における古医方系養生論の祖型は、すでにふれた名古屋玄醫『養生主論』に求められる。というのも、天保三年（一八三二年）に京都の医師松本遊齋によって著された『養生主論』は、その題名や構成・論旨において名古屋玄醫『養生主論』と重複しており、直接的に玄醫の『養生主論』を祖述した部分も少なくないからである。だが、玄醫の『養生主論』には含まれていない記述、例えば「総論」なども存在しているので、必ずしも単なる祖述であるとは言えないし、「養生を専らとする時は身體を損ふ事もあらず勤め學びて身をたつるにいたるべしこゝを以て養生は親孝君忠の第一といふべし」(48)というような、朱子学的な倫理観を含んでいる。それゆえ、同書が必ずしも古医方の正統的な学的発展の線上において成立したものとすることは難しく、むしろ後世派の影響を少なからず受けているといえる。

化政期に先立つこと約三〇年、安永二年（一七七三年）に、江戸の医師小川顯道が著した『養生嚢』は、執筆年代において化政期に約三〇年先行してはいるが、天明八年（一七八八年）と文政元年（一八一八年）に再版されており、広い意味での化政期養生論として取り扱うことも可能と言える。なお、顯道は、文政一〇年（一八二七年）には『諸人必要民家養生訓』を刊行している。

『養生嚢』は、「巻之上」「巻之下」の二巻からなり、内容的には、

貝原先生の養生訓、香月先生の老人養草という書は、養生の術の懇情を竭し、しるされたり、熟読して君親の疾病なからんやうに、こころを盡し孝養あるべし、……又香月先生世人の慈幼におろかなるをうれい、小児養育草といふ書をつくれるあり(49)

と、後世派に属する益軒や香月牛山の書を称賛したり、「地に南北高低あり、人に少壮貴賤あり、病に虚實寒熱あり[50]と述べて、後世派に近い見解を示したりしていて、必ずしも古医方的な記述ばかりが含まれているわけではない。だが、次の記述は、『養生嚢』が古医方に依拠したものであることを示している。

朱丹渓の陽有餘、陰不足の論、張景岳の陰有餘、陽不足の論、孫真人の腎を補より脾を補べしといひ、許學士の脾を補より腎を補べしといひ、或は頭面は諸陽の聚會といひ、痢病の赤は熱白は寒といへる類、是其説おもしろく、論に論をかさねて理あるごとく聞ゆれども、いづれも無稽妄談なり[51]

ここでは、後世派の陰陽補益の生理・病理説を批判している点では古医方の立場に立っている。大まかに言えば、古医方の立場は、後世派の批判を基礎にしているゆえに、後世派の特徴である形而上的な病理説と膨大な投薬体系に対して批判的であるのと同様に、理論を説く医師と薬物一般に対して懐疑的であった。したがって、古医方系養生論においても、当時の医師の存在や投薬に対して鋭い批判がなされている。『養生嚢』は、そのことを最も急進的に述べている著作である。巻之上では、冒頭から、「薬といふものは、皆毒物にして平日嗜むべき物にあらず」[52]と、薬物に対して極めて厳しい認識を示している。また、

庸医は病と脉と薬を知らざれども、病家の求にまかせてみだりに薬を用ひて、おほく人をそこなふ(53)

今良醫〳〵ともてはやすは、弁舌利口に人情になれて世事に熟し、内に醫學の實なくして、外に君子の容を飾る徒多し、故に醫案の沙汰おのづから絶しも理りなり(54)

との記述に明らかなように、顯道の頃の医師の実情に対して厳しく批判している。こうした近世後期の医療環境についての養生論の中のさまざまな論点に関しては、次章で述べることにしよう。

さて、こうした医師あるいは薬物についての後世派的状況に対しての根底的な批判を含んでいた古医方系養生論は、その養生の基本的姿勢をどこに求めたか。その点を『養生嚢』についてみてみると、顯道は、「養生の術とて巧を盡して、しばられたるやうに用心するむづかしきことにはあらず」(55)と述べたり、育児についても、「ただ天性自然にのつとり、智力を用ひず、養育するがよかるべし、是のみにあらず、萬の事も餘りよくせんと思ひぬれば、却てあしくなる事おほきものなり」(56)と記して、養生における自然主義を標榜している。この立場に立っていたがゆえに、人間の自然性を歪曲する「庸医」の所業や薬の乱用に対する厳しい批判が『養生嚢』の重要な内容たりえたといえる。

こうした古医方の立場をさらに養生論に強く反映させたのが、文化一四年（一八一七年）に『生生堂養生論』を著した中神琴渓である。中神琴渓は、寛保二年（一七四二年）に近江に生まれ、京に住した医師で、特に著名な医家に師事したことはないが、吉益東洞に一貫して私淑していたという。その実証的な診療姿勢から「近江扁鵲（扁鵲は春秋戦国時代の名医）」と呼ばれた。琴渓の主著『生々堂医譚』は、当時の古医方の短所とも言える病因論の不在の是正を試みた彼の立場を明らかにしている。

『生生堂養生論』は、そうした琴渓が口述した内容を、門人の坂井貞道と大塚健碩が筆記したものである。序文には、『吐方篇』を著して精神病学の確立を試みた薩摩藩医喜多村鼎（良宅）が寄稿している。『生生堂養生論』では、

夫養生ニ專ラ心ヲ用ユベキ者ハ醫者ナリ、古今和漢人ヲ病マシメ人ヲ殺スモノ亦醫者ヨリ甚キハナシ、虎狼ノ毒モ及ブ所ニアラズ、……文章ニツヽリ書画ニ写シテモ未ダソノ人ヲ見ネバイヅクンゾ其眞面目ヲ悟リシランヤ、唯一度ニテモ面會サヘスレバ是誠ニソノ真物ヲ知レルナリ、醫道モ是ト同ジ、書ヲ以テモ傳ヘラレズ言語ヲ以テモ傳ヘラレヌモノナリ、故ニ古者必ズ師ニ従テ親クソノ口授面命ヲ受ケテ學ビシナリ、然ルニ漢時代ヨリ今ニ至ルマデ書物ニ傳ヘラル、モノト思ヒ幾萬巻ト云數ノ醫書出來テ終ニ醫道癈シ人ヲ殺スノ道トハナレリ(57)

と記されており、琴渓の後世派における理論偏重・経験軽視に対する批判精神を明らかにしている。

そうした批判を基礎に琴渓自身がとる立場は、

書ニ因テ學ベバ病ヲ治スルニ益ナシ、然ラバ則チ如何シテカ醫術ヲ得ンヤ、此ニ一ツノ術アリ、先初ニ青表紙ノ醫書ヲ讀ンデ世間並ノ醫ト成リ而後ニ其書ヲ信ゼズシテ天地ノ表紙ノカ、リタル書物ニテ其誤リヲ正ス時ハ眞ニ華陀扁倉ト同ジヤウニナルナリ(58)

という記述に明らかなように、「青表紙」(医書のこと、江戸時代の医書の表紙が青系や青緑系の色であったことからこう呼ばれた—引用者)から得る知識を一度受容し、後に徹底的に懐疑し、それを「天地ノ表紙ノカヽリタル書物」すなわち自然の現象界そのものの観察を通して、真の認識に到達するという方法論を提示している。

そうした方法論をもつ琴溪は、後世派医学やそれに基づく養生論が依拠していた理論の基礎にあった虚実の論を、

譬ヘバ醫書ニ虚ル者ハ補ヒ實スル者ハ瀉ス、虚々實々或ハ虚實ヲ詳スル抔云テ甚ダオコガマシケレドモ天地表紙デ見レバ虚ト實トハ自然ト天質ニテ醫ノ關スル所ニアラズ(59)

と述べて、陰陽虚実の論を医学に援用することを否定している。同じく、後世派を中心にして提唱された「脾胃」論も、「青表紙ニ脾胃ヲ論ズルコト詳ニシテ脾胃虚シ脾胃損ズルヨリ起ル病ノ多キコト皆人

ノ知ル所ナリ、天地表紙ヲ見ルニ脾胃ハ虚セズ損ゼヌ者ナリ」(60)と否定している。これらには、彼の経験的認識に基づいた論証が、比喩などを用いてなされている。

こうした批判的な精神は、琴渓をしていかなる養生の実践論をつかみとらせたか。彼の医療の基本的姿勢は、「小男ハ小男、角觝ハ角觝、柳ハ柳、檜ハ檜、大根ハ大根、葱ハ葱ナリニ生育スルヤウニスルガ療治ナリ」(61)「故ニ吾門ニテハ規則ヲ病人ニ取テ方ヲ胸中ヨリ出シ機ニ臨デ變ニ應ジテ活用スルコトヲ第一思慮スルナリ」(62)との記述のごとく、「人間中心主義」とも言えるものである。しかし、彼の養生の本質についての見解は、「夫養生ノ専要ナル所ハ貴賤貧富男女老若ニヨラズ精神内ニ守リ神氣ヲシテ充實シテ虚セシメザルニ在リ」(63)というものである。さらに、

然レバ公卿達ハ敷島ノ道ヤ學文ニ心ヲ用ヒ武門ノ人貴賤トモ武藝學問ニ心ヲ用ヒ、出家ハ仏學ニ心ヲ用ヒ、農工商賈ハ各其業ニ心ヲ用ナバ神氣充實シテ病入ルコトナカラン(64)

灸ヤ湯治ヤ俗醫ノ藥ヤ呪験祈禱ヨリモ各其職ヲツトムルコトニ精神充チ満ストキハ長壽スルハ極リタルモノト知ルベシ(65)

などと述べている。これらの記述から判断すると、琴渓の養生観の基本は、その自然認識・人体認識や医療における実証主義の立場とは裏腹の、後世派的な「養神論」、つまり精神重視の立場と分限論にあ

ったといえる。

同様の傾向、すなわち古医方のなかでの後世派的要素の混在ないし残存は、文政一三年（一八三〇年）に百瀬養中によって著された『養生一家春』の場合には、より顕著である。百瀬養中は、諱を正春、杏霞園主人と号した信州松本の人で、後で京・江戸に住んだ。

『養生一家春』の医学的立場は複雑である。同書には、「樂に逸する人は體を労せずして腎氣を動かし脾の氣行らざるゆえに……」(66)と記されているように、臓腑運気論が採られていて後世派的であるように思えるが、「右水飲の病諸病に変化して尤生気を害し天壽を損する事多し」(67)との記載でわかるように、古医方的な「水毒論」に依拠してもいる。だが、その基本的な立場は、「獨り漢の長沙の大守南陽の張仲景氏方法を建て治療を論じ萬世醫の規則と成れる其論中を尋ぬるに一つも養生の辞を措ずして治法一つとして貫通せざる事なく實に存して議せざるの聖經宣なり」(68)と、何よりも張仲景『傷寒論』を称揚していることから、やはり古医方に近いものであると解してよいだろう。また、同書では、「調息は養生第一の義なり嘗て聞く命は呼吸の中と云ふ訓なりと生も亦呼吸の義なるべし故に呼吸悠長なる人は生命必ず長し」(69)とあるように、神仙術のなかに伝えられてきた養生法である「調息」に高い評価を与えている。しかも、その実際は、「鵠林禅師（白隠のこと―引用者）の常に臍輪以下腰脚足心まで氣を充しめよと教えたまふ事実に生を養ふ確實の善教なり」(70)と記されているように、禅的性格の強いものであった。

さて、『養生一家春』『生々堂養生論』にみられる、古医方系養生論における後世派的要素の混在・残存は、天保六年（一八三五年）に著された、平野元良『養生訣』ではある程度解消が試みられている。平野元良は、またの名を重誠、江戸に住した医師で、桜寧あるいは華谿と号した。『養生訣』の他に、『病家須知』『玉の卯槌』『延寿帯効用略記』などの著作をもつ。

元良は、『養生訣』巻末の「附言」において、「古今攝生ノ道ヲ説モノ、多クハ、運氣旺相、四時宜忌等ノ茫洋タルコトヲイヒ、甚キニ至テハ、房中補益ナドノ妄誕不經ヲ談ジ、或ハ病ナキニ、預防ノ藥ヲ服スルコトヲ伝へ、或ハ此藥ヨク年ヲ延べ精ヲ益トイフガ如キ、昏愚沙汰ノカギリナルコトドモナリ」(71)と述べ、後世派養生論の立場や神仙術における「延年法」などを厳しく排撃している。また、「巻上」の冒頭では、

真の攝生の道は、天地自然の性に循ひ、陰陽二義を調和にあり、その陰陽とは、水火をいふにあらず、寒熱をいふにあらず、すべて形體あるものを仮に呼んで陰となし、その形體にそれぞれの運用あるを名て陽といふまでのことにして、天地萬物は、皆この陰陽の二ツを以て生成ることを知しむるまでの称と、まづおもふべし(72)

と記して、後世派的な陰陽観を否定し、自然主義的な立場を明確にしている。

元良は、同書附言の冒頭で、

先ニ予ガ著セル病家須知ニ、飲食、寤寐、體容、呼吸、心意ノ五事ヲ調適スレバ、能衆病ヲ除キ、身體壮健ニナリ智慧勇氣モ増発スルヨシヲ述テ、コレヲ攝生ノ第一義トスル旨ヲ記シタリヲ……(73)

と述べて、前著『病家須知』以来、前述の五事を調和することが養生の基本であるとしているとともに、養生によって「智慧勇氣モ増発スル」ものであるとしている。本文では、さらにこれを詳述して、

今その疾を治し生を全せんことを慮には、先その血液を純粋にし、心識をして内の守を専一にせしむるにあらねば、よく陰陽を沖和の性に復して、成功を見こと能はず、故にその飲食を損て、腸胃を強健にし、動作を節して、躯腔の化育を資け、呼吸を調停、體容を寛豁にして、専外に馳の心識を収攝の術に優ものあることなし、故に謹でよくこれを謹、その自然の道に循ひ、勤行で息ざるときには、陰陽自和適、真宰の令周行く、いつとなく平治く、思慮計画も以前に倍し、これに由て長壽を得んこと、更に疑を容べからず(74)

と説明している。

この記述でわかるように、元良の養生論における「陰陽」観は、後世派的な「陰陽五行説」のような複雑なものではなく、むしろ「老荘」的な単純化されたものであると言える。また、彼の養生観は、長寿を目的としていると共に、「智恵勇氣」の「増発」や「思慮計画も以前に倍し」ていくことをも目的

の射程に収められており、目的が多元化しつつあったことを示している。このような養生観のなかの目的観の多元化については第六章でふれる。

これまで述べてきたように、古医方系養生論は、その自然認識・人体認識や生理・病理論の基本的原理において、後世派養生論と好対照をなしているが、部分的には実践論などで重複がみられる。化政期における古医方系養生論の特徴は、要約すれば、その身体構造の理解・環境認識・生理・病理論においては、実証的・経験的立場に立ち、自然主義的立場をとっているが、その具体的な実践に即した記述では、なお「養神論」的な精神中心主義が展開されている点にある。

その点は、下って幕末期における古医方系養生論においても変わっていない。例えば、嘉永三年（一八五〇年）に、房総の医師山下玄門が自ら口述した内容を、門人の本田道庵・瀧川専順・福永舜民に筆記させた『養生新語』は、

病名穿鑿は無用のことなり、治療は病名に依てほどこすものにては非るなり(75)

脉は醫の専務にして診療は肝要なり、されどもってなんの病何の症といふを定むべきにあらず(76)

なる丈は古醫方によつて治療の工夫をなすは、醫道の本意なるべし(77)

などの記述で明らかなように、古医方の立場に立脚している。そして、内容的にも

男の女をおもひ女の男をしたふは生物天然の性なり(78)

黍稗粟蕎麦または肉食も魚鳥ともに病人に用て仔細になし(79)

病中たりとも其人の好める品は其人の胃の腑に應ずるものなり、必忌事なかるべし(80)

とあるように、人間の欲求を肯定的にとらえる自然主義的性格を示している。にもかかわらず、その基本は、

賢愚ともに身體は同様なれども賢者はよく愼み愚者は守ることあたはずして、身をほろぼし家を失ひ、高貴は國城をかたむくるにも至る。是不養生の第一也愼むべし、其程を知るは中庸の自得にて養生の第いち義ならずや(81)

と述べられているように、その論理の中に儒教知に通ずる要素を含んでいる。

このように、人間の自然性を肯定的にとらえ、疾病の病理よりも症候に重点を置いた、古医方に基づ

く養生論は、その人体認識や生理・病理論では古医方的性格を多分に示し、その基本的養生観においても後世派に比して楽観的であったが、具体的な実践論は、伝統的な精神主義、すなわち「養神論」に最後まで求めざるをえなかった。

3　道教・神仙術系養生論

前述したように、道教・神仙系養生論の起源は、後世派養生論や古医方養生論よりもはるかに古い。近世前の日本の養生論は、そのほとんどが神仙系養生論であるといってもよい。厳密な道教研究の立場からすれば、老荘思想などの「道家」と「神仙説」や「道教」とは区別される必要があるのだろうが、養生論研究の立場からみれば、その区別が重要であることに異論はないが、養生論研究自体がその厳密な区別によって得る恩恵は少ない。ここでは、思想的には老荘思想の「攝生」概念や「養生」概念を基本とし、技術体系としては「辟穀」「服餌」「調息」「導引」「房中」の五つの技術を含んだ養生論を取りあげることにする(82)。ただし、ここでこの五つの技法について簡単にみておこう。

「辟穀」とは、食物の摂取量をできるだけ減らし火食を避け、代わって草根木皮から製した丸薬を服する方法である。

「服餌」とは、その丸薬の製造法・服用法であり、延命登仙のための「上薬」、養性強壮のための「中薬」、治病護身のための「下薬」のように、薬にもさまざまな種類と等級があった。

「調息」は、人間の活力の源泉と考えられていた「気」を養うための一種の深呼吸と精神統一を兼ねた方法であり、「胎息」「服気」「錬気」「行気」などさまざまな種類があった。

「導引」は、「調息」と同じく体内の気を保ち、さらにすみずみまでその気をめぐらせるための身体運動と自己按摩法であり、疾病治療法である。それは実に膨大な術技が伝承されていた。

「房中」とは、一種の性交法であり、これによってやはり体内の気を減らさないようにするとともに、「房中補益」といわれるように性交渉の相手から気を受けて治病や延命強壮を図る技法であった。ただし、これは後には単なる閨房の秘戯と解されるようになった。

古代から近世まで、日本の養生論は多かれ少なかれ、この道教の養生術を内容として取りいれていた。とくに古代、中世においては顕著であった。ところが、近世になると、道教・神仙術系養生論は後世派養生論の勢力によって時代の後景に退いた。そして、その伝統は、後世派養生論自身や、白隠慧鶴『夜船閑話』のような仏教系ことに禅の影響を受けた養生論に引き継がれた。

道教・神仙術系養生論が明確な党派性をもたなかった近世において、道教・神仙系養生論と認められる著作に著者不詳『養生道術一氣傳』(83)、田中雅楽郎『田子養生訣』がある。

『養生道術一氣傳』は、成立年代・著者ともに不詳である。同書は、論理的な明解性に欠け、その内容も自然認識の観念的な操作に終始しており、仏教や神道からの影響も少なくない。何よりも具体的な養生法の記載がほとんどないので、本書での検討からははずしたい。

厳密な意味で道教・神仙術系養生論としてあげられる著作は、文政九年(一八二六年)に田中雅楽郎によって著された『田子養生訣』である。著者の田中雅楽郎は、尾張徳川家の侍医であった。

同書では、その冒頭において、

修養の極たるや道家に濫觴し、（原註―略）醫家に波及せり、其書（原註―略）萬巻なりといへども、妄説を附會して以て道家の大道を乱るもの多く、其要を得るにあらずんば其道を得がたし、抱朴子いへるが如く不老長生の術は其有こと誠に必せり、歴史に載る所、諸子百家の述るところ歴然として詳なり、孔子も竊比於我老彭と、尊み慕ひ給ふにあらずや、豈此術無らざらんや、道を得るに及ては、孔門に公冶長の奇あり、何ぞ道家の長生を怪まん……予家國初より累世尾府の醫員に備りて、幼より疾病治療の術を學び、今半白に近く血氣衰ふるに及て、深く養生の術を慕ふに何の幸ぞ、家に仙家の方法を藏す(84)

と述べているように、道教・神仙術系の養生こそが養生の大道であるとの認識に立っている。そして、自らも壮年にいたるまでは通常の医術の修業にひたすら努めたが、高年にいたってようやく養生に関心をもったことが示唆されている。

雅楽郎は、自らの養生観を、

命ほど貴はなし、我が命は我に有て天にあらずとは誠に道家の確言なり、命の長短は強弱によらず、強きを頼で短折なる人多く虚弱多病ゆゑに攝生に意有て長命なる人あり、皆人の知る所なり、……

又壽はあれども老耄して人事言語も通ぜざるあり、如斯縦千歳の壽も何の樂みかあらん是修養の術をしらざるゆへなり(85)

と表現している。ここには、道教・神仙術に一貫している「不老長生」観が明確に示されている。同時に、そこではその「不老長生」が「修養の術」という技術体系に依存することが示唆されてもいる。

その「修養の術」の具体的方法を説いている項が「摩擦之法」「靈粉乾浴之法」「手拭を絞る法」「修養必用十八段」である。とりわけ、「摩擦之法」と「修養必用十八段」が雅楽郎の養生実践の中核をなしているとみることができる。「摩擦之法」は、皮膚の摩擦、とくに「逆擦で」の効用を説いているが、「導引按摩皆益あり」(86)と述べられているように、按摩や導引などの徒手体操や手技療法一般が推奨されている。「修養必用十八段」も「梳髪」「嚥津」「琢歯」「摩面」「煉氣」「飲食」「衣服」「居所」「言語」「二便」「眠臥」「吐納」「運動」「鳴天皷」「擦腎堂」「擦足心」「摩擦掌」「導引」の十八項目のうち、半数は按摩導引に関係している(87)。

なお、近世日本の導引に関する研究をおこなった今村嘉雄によれば、雅楽郎の導引観は「荒唐無稽な、あるいは針小棒大な表現にまどわされることなく、導引の要訣をよく把握して、しかもそれを按擦の方法から切断している点などは益軒を数歩出ているといってよいであろう」(88)と評価されている。雅楽郎は自身の導引と「老子導引四十二勢」などに代表される中国の「古導引」とを比較して、自身の導引の長所を論じている。「古導引」が「荒唐無稽」「針小棒大」な表現をとっているか否かについての反論は必至であるが、雅楽郎が「古導引」を参照しつつ独自の導引をつくりだしたことについては、率直に評価すべきであろう。

道教・神仙術系養生論における導引の重視は、いうまでもなく導引が神仙術の主要素であったことによる。さらに、導引がきわめて多様な技法を有していたこと（巣元方撰『諸病源候論』には数百種の導引が記載されている）に象徴されるように、道教・神仙術系養生論の内容を構成している諸術はいずれも技巧主義的であり、熟練を要する。例えば、『田子養生訣』「修養必用十八段」の「煉氣」の項では、「丹田に治め充て一身に満しめ丹煉工夫して玄妙を得べし、神仙第一の術なり、もし煉氣を以て異端なりとせば百術百藝皆異端なるべし」(89)と記されており、その技法の習熟にはきわめて観念的な修練が必要であるとともに、それが正統的な神仙術的養生法の修錬に他ならないことを力説している。

このように具体的な養生法において、技巧主義あるいは時として神秘主義の様相をみせることに、道教・神仙術系養生論の際立った特徴があるといえる。

ただし、『田子養生訣』には、「養生の術は一己の私にあらず、無病にして身命を保は忠孝の本なり、上は永く君父の恩を報じ、下は永く我子孫を撫育す」(90)といった記述もみられ、儒教的道徳の混在が認められる。もっとも、すでに中国においても、儒教と道教の混淆は早くからみられたので、近世日本におけるこの範囲での思想的混淆をことさら指摘する意義も薄かろう。とはいえ、同書で、「凡養生の術は徳を積足を知るにあり、天地間の奇々妙々成、無量の樂みを感じ、諸の煩を省き、無益の思慮を費す事なく、よきもあしきも皆おもしろしと、思ひなして、今日を樂み暮すことを工夫すれば憂患なかるべし」(91)と述べられているような楽観主義は、やはり道教的な現実主義がもたらした性格とみるべきである。

化政期における道教・神仙術系の養生論は、『田子養生訣』の他には容易に見出せない。その事実自体に、道教系医学は根強い医学上の影響を他の医学理論や実践におよぼしながら、学派としては、急速に発展してきた古医方や蘭学などとは対照的に、むしろそれらの発展のゆえに、相対的に急速に衰退しつつあったことが象徴されている。

4 心学系養生論

ここで「心学」と呼ぶのは、石田梅岩によって創始された「石門心学」のことである。石門心学は、丹波の農家に生まれ、京都の商家に奉公した石田梅巌(岩)が、神道・仏教・儒教及び老荘思想を総合した庶民思想である。石門心学の先駆的研究者である石川謙の指摘によれば(92)、その中核となる思想は、朱子学と陽明学であった。

石門心学についての研究は、石川が先行研究の徹底的検証と独自の分析によって、一連の研究成果を公けにしており(93)、贅言を要さない。とりわけ石川の研究内容において重要なことは、それまでややもすれば心学を町人階級に固有ないしは中心的な道徳思想であるかのようにとらえる定説を再検討し、武士階級にも広く普及したものであることを史料によって実証した点、心学の思想的特質を関連諸思想(朱子学・陽明学・仏教・神道など)の構造的把握によって解説した点、心学の地域化と社会教化機能を指摘した点である。

さて、養生論において「心学」の語句が用いられている著作は、八郎兵衛なる者によって著された『養生長壽秘傳鈔』が筆者の初見である。同書は、成立年代・執筆者の姓名ともに不明（八郎兵衛は、内容から判断すれば、中間・従者程度の身分であったようであるが定かではない）という信頼性の乏しい文献であるが、同書のなかで、「扨我等如き、愚昧文盲の會得致安く、安心成安きは、心學實學の教示」(94)とあるように、明らかに「心学」の名辞を用いている。

ところで、ここで用いられている「心学」が果たして石門心学を指しているか否かについては、多少の検討の要がある。同書の成立年代は不明であるが、

盤珪禅師「假名法語」白隠禅師「假名法語」其外、古しへ知識方の假名法語類、手近き御教導と、難有覺候(95)

尤、それがし病氣未だ平生ならず候節信友より借受、白隠「夜船閑話」貝原「養生訓」……など拝見し、日々朝夕養生仕候(96)

などの記述から、白隠慧鶴『夜船閑話』以降、すなわち宝暦七年（一七五七年）以降であることは確かである。したがって、石門心学が成立した時期以降の著作であるから、同書における「心学」が石門心

学である可能性はある。しかし、石川謙は、「心学」の名辞について、

梅岩の教義を心学と呼んだのは、恐らく堵庵（手島堵庵―引用者）を以て初とするであろうが、心学の語は既に早くから陽明学派を指すために用ひられた。……また朱子学派を目して心学と言ふこともあった。太宰春台がその聖学問答に於いて用ひた心学なる語はその例である(97)。

と述べており、師系が不明な八郎兵衛なる者の著作を石門心学系のものとすることには慎重でなければならない。

だが、同書の項目が、「心得草」「愚意書」「一大事遺書」「森何某に与ふ」「道志之者へ物語付問答」「白山翁道語」などの題を付けられていることや、「神儒佛老の諸書、皆是心性を自得させむとの道器にて、文は跡有りと云へども、道は跡なく形なし」(98)と記している点は、石門心学の諸著作の構成や思想的特質と相通ずる点をもっており、同書が石門心学の系譜に連なるものであることを容易に否定させない。結果として、同書が石門心学の学統に属する養生論であるか否かを断定することはできないが、少なくとも石門心学と何らかの関係をもった養生論である可能性は決して低くないと推測される。

『養生長壽秘傳鈔』の養生観の要諦は、「心得草」六十六カ条に簡明に示されているが(99)、「大酒大食は、短命の下地」「色欲は、命を削るもの」「酒慾食慾は平日の不養生」「小食寡酒は、長命の下地」と述べられているように、身体の養生については後世派養生論に近い見解が示されているが、この他に、

「倹約質素は、家名相続の基ひ」「勤をはげむは、出世の本」「辛抱は、万事成就の本」「不忠不孝は、人非人」「不義不如法は、悪行の先達」などの倫理的な心得が多く、六六の心得のなかで、身体に関するものよりもはるかに多くなっている。そして、さらに養生の本質を、「只節を知りて交はり、二六時中身の大事を忘れず、寡酒寡欲にして臍下に座し、心気を養ふ、是真の養生にて、長生久視うたがふべからず」(100)と述べている。このような養生観自体が、同書が心学の基本的な思想構造と接近したものであることを示しているといえよう。

さて、正統的な石門心学の学統に属した者によって著述された養生論としては、文化一一年(一八一四年)に大口知常(子容)によって著された『心學壽草』がある。大口子容は、手島堵庵門下の俊才で石門心学者中随一の漢学的素養の豊かさをもって知られた鎌田柳泓の門下である。柳泓の師堵庵は、石門心学の祖石田梅岩の直系の高弟であるから、梅岩から数えて四代目の心学者ということになる。

子容は、『心學壽草』の他に、『知常道話稿本』(寛政一〇年)、『泰平の恩』(文化一三年)、『心學道志類辺』(文政七年)、『商家因草』(文政二年)、『商家心得草』(天保一一年)など数々の心学書、啓蒙書を著述しており、広く活動していたことがわかる。子容は柳泓の愛弟子の一人であったと推察され、これらの著作の多く、もちろん『心學壽草』にも柳泓の序が寄せられている。

『心學壽草』の自序では、

倩世の中の人の命を考ふるに誠に蜉蝣の世にあるがごとし、凡長生の人は稀なり(101)

六十を下壽とし、七十を古稀といへるは宜なり、されど死生は、陰陽晝夜の道にして、近くいへば晝夜、遠くいへば死生にして、恰も四時に、日の長短あるが如く、人の命の長命なるも短命なるも、生れつき定まれば、四時の行はるゝが如く、氣數の自然にして、斯あるべき理なり(102)

と記述されており、子容の生命観が決定論的な立場に立ったものであることがわかる。

この前提の下に、子容は、彼の養生観の要諦を、心の安静においている。まず子容は、

されぱまづ其氣象、常に從容として不迫なるべし、從容とは、おもむろにして静かなるを言ふ、速に忙はしき時も、心和平にして樂しみを失ふべからず、假令事繁くとも、心は静かなるべし、心静かならざれば、誤る事多し(103)

と述べて、日々の生活における心の平静を説いている。そして、

白樂天が詩に曰、自延年の術あり、心閑かなれば年月長し、又云、閑中日月長し、東坡の詩にも、無事にして此静坐すれば、一日是両日、人若活ること七十ならば、便是百四十と云るも、心静かな

れば、日月長きことを云り(104)として、同様の論理で、身体の延年長寿を説明している。この限りでは、子容の養生観はいわゆる「養神論」の典型である。

ただし、子容は、「されど閑静に専らにして、動作をきらふは正道にあらず、是動静は時なり、必時を失ふて怠り、敬に克べがらず」(105)と述べて、時に臨んで身体の動作をおこなうべきことを主張している。その理由は、「凡人は聲の變る時分より、二十計三十までも、家業の餘力もあらば、其身分相應の藝をいとなみて、必徒居すべからず、人は暇にて徒居すれば、必妄念生じやすし」(106)というものであった。ここには、単なる身体の運動の奨励にとどまらず、家業勤勉と「応分和楽」とも言うべき心学特有の思想的表明があるとみることができる。

さらに子容は、「且寝事は、只夜計なる様にすれば、氣血整ふり、筋骨健になりて病をなさず、又、折々庭に遊びて、土をなやめば、養生の便りに最もよろし」(107)「古人は詠歌舞踏して、血脈を養ひたまへり」(108)と続けて、体を動かすことの重要さを強調している。子容は、以上の論述のまとめとして、養生の基本的なあり方を、「心を和平にして身を動し、氣をめぐらし、體を養ふは、是養生の道なり」(109)と結論づけている。そしてこの論は益軒のそれとほぼ重複している。

このように、『心學壽草』における養生観は、後世派養生論のそれと非常に近い。それは、言うまでもなく、石門心学の基幹思想であった朱子学の影響によるものである。同書中の、「されば萬物が即天理にして、天理が即萬物なり」(110)「活潑潑地とは、朱子所謂形容天理流行無所滞碍之妙と是なり」(111)などの記述は、まさしく「人は全體一箇の小天地なり」(112)ととらえた石門心学の自然認識、さらには朱子学の自然認識と重複したものに他ならない。

だが、究極的には、石門心学の思想は、「折衷的」であった。それは、石門心学の成立過程自体によって示されている。そのことは、『心學壽草』においては、

調息の法は、呼吸をよく整へ、静かにすれば、息漸微なり、彌久しく息をとゝなふれば、後には鼻のうちに、全く氣息なきがごとし、只臍の上より、微息往来する事を覚ふのみ、是全く氣息天地に充ち塞るが故なり、斯の如くにして、久しく怠らざれば、神氣定る、是生氣を養ふ術なり(113)

と記されており、神仙術的な「調息」の法が採用されていることで確かめられる。また、前出の『養生長壽秘傳鈔』が盤珪や白隠の禅の影響を蒙ったものであることはすでにみたとおりである。

概していえば、心学(石門心学)の流れを汲む養生論の特質は、儒・道・仏の思想を基礎にして、身体と精神とを「生」の「楽」という点で統合せんとしたところにあり、それは、具体的な生活の場面で、「勤勉」「倹約」「和順」という行為で表されるものであったとすることができる。

5 国学・神道系養生論

ここでは、「国学・神道系」と一括して表現しているが、厳密な思想史研究の立場からみれば、正しくはないだろう。神道は、いわゆる「儒家神道（吉川神道・垂加神道など）」等ごく一部の道派を除けば、一言でいえば日本の民族的ないしは土俗的信仰である。したがって、それには非合理的要素が多分に含まれ、しかもそれは内部で批判されて変容する場合でも、しばしば牽強付会の論理化がおこなわれ、必ずしも一定の方法論が確立されているわけではなかった。これに対して、国学は、歌道研究に端を発し、その本質はあくまでも「学」であり、国学自体のなかに幾分か非合理的な信仰的側面があるとしても、学問研究としての方法論をもち、内的批判精神を十分にもっていた。それゆえに、思想史研究の領域では明確に区別されるべきであろう。

それにもかかわらず、本研究でこれらを一括して扱うのは、国学と神道には、人間認識・自然認識の基本において共通する部分が多い点と、国学の思想的基盤はやはり神道であった点によってである。例えば、国学の大成者である本居宣長が、「吾邦ノ大道ト云時ハ、自然ノ神道アリコレ也自然ノ神道ハ、天地開闢神代ヨリアル所ハ道ナリ」(114)と述べたことに、国学の思想構造の基盤に神道があったことが端的に示されている。

国学の成立と展開が、戸田茂睡・下河辺長流・僧契沖らによる、公家的な「古今伝授方式」の歌道伝承の批判に立った「歌道革新」の段階、荷田春満・加茂真淵・本居宣長による、神道思想の導入と『古事記』研究を通じていわゆる「清明心」という国学の基本的思想を形成した段階、そして平田篤胤・伴信友らによる、国史国文研究と国粋主義的性格の形成の段階という三つの段階によって形成されていることは衆知されている。そしてそこでとられた方法論は、『万葉集』『古事記』『新古今和歌集』などの日本の伝統的文芸作品に対する徹底した考証的・実証的読解を通じてその思想を析出するものであった。

国学の唱道者は、前述の人々であったが、とりわけ著名で影響力の大きかったのは本居宣長である。宣長は、伊勢松坂の商家に生まれ、小児科医として開業したが、書物により契沖の影響を蒙り、直接的には契沖の門人賀茂真淵に師事して、『古事記』研究に力を注いだ。宣長の学的体系は、長男の春庭、養子の太平、門人伴信友、平田篤胤らに分化・継承された。

本居宣長の門人の一人鈴木朖は、天保五年（一八三四年）に『養生要論』という養生論を著述している。同書は、管見の限りでは、純粋な国学者の手による養生論の嚆矢である。

鈴木朖は、本居宣長の後年の弟子であり、通称を常介、字は叔清、号を離屋といった。朖は、幼少の頃、市川匡門の下で古文辞学の学者となったが、後に宣長学に傾倒し、宣長の門に入り、宣長の没後は彼の長男春庭の門に入った。天保四年（一八三三年）には尾張藩校明倫館の教授に任ぜられた。文化一一年（一八一四年）に著した『離屋學訓』は、彼の学的関心をよく表しており、『言語四種論』『活語斷續譜』『雅語音聲考』は、国語学史においても高い評価を得ている。朖は、国学者としては当時第一級の学殖を有し、最も厚遇された一人であったといってよい。

朖は、『養生要論』の冒頭において、

世人長壽の人を見ては、必養生の良方あらんとゆかしがりて尋ね問ひ、長壽の人も亦みづからほこりて、養生のよきによれりとする者多し、されども多くは天幸なるべし、天性尫弱多病、或は不慮の疾病にて短折するは、あながちに養生の行届ずとはいふべからず(115)

と述べて、多くの養生論にみられる「養生延寿」論、すなわち寿命の長短は養生の是非によるという考え方がとられていない。ここに、同書が儒医学系（後世派・古医方）養生論や道教・神仙術系養生論とはその基本的な養生観を異にするものであることが表れている。腢は、「或人養生の道を問ふ、答言、道家の服食内觀吐納はたは言也、醫書の能毒の説も謬り多し、養生の肝要は千萬もいらず」(116)と記して、師の宜長が仏教・老荘・儒教を排撃しているのと同様に、儒医学系養生論や道教・神仙術系養生論を排撃している。

こうした腢の立場をより具体的に示す記述は、

醫書の能毒の説、何が誤れるや、言、醫書の誤多きは、愚にして道家の妄言を信ずると、膚にして五行の説に泥みて、實理を審にせざるとによれり、甘き物を補益として、蟲の毒といふ、俗語のよきに如ざる事をしらず、苦き物を元氣を損ずと言て、胸膈をすかす益をいはず、其外毒ならぬ物を毒として、藥ならぬ物を藥と思へる事、枚擧に暇あらず(117)

薬物食物の外にも多言を毒也とし、汗を多く發するを毒とし、浴湯を毒とする類ひ、皆々醫者の愚蒙なり、樂むに歌あり、哀しきに號哭あり、皆々音聲を發して鬱氣を散ずるしかたなり(118)

などである。そこで批判の対象となっているのは、主に道教・神仙術系養生論における根拠の薄い俗説や、後世派養生論の「節欲慎身」論や陰陽五行説、あるいは古医方系養生論の能毒説である。これらに対して、腓は、国学特有ともいえる「情」の肯定によって養生観を構築している。そして、彼は、養生の要諦を、

養生の肝要は、たゞ貧窮下賤の身の上にならふにあり、其然る故には口伝ありと言、その口傳いかに、答言、飲食衣服をはじめ、總て人をやしなふ天地の間の物、皆々神より人によくつもりて與へ玉ふ所なり、やしなひ足らぬも悪く、養ひ過ぐるも悪し、たゞ中分の人のやしなふを中道とす(119)

と規定している。そこでは、腓は、国学の基礎となった神道の自然観を披露しつつ、養生観の基本は伝統的な「中庸」論を志向している。

ところで、腓の師宣長の国学研究の素材は、『古事記』はもちろんのこと、『新古今和歌集』や『源氏物語』などの文芸作品であった。源了圓は、「宣長の学問を一言にしていうならば、歌道の学を基礎にした古道の学であった」(120)とその学問を性格づけている。それゆえ、宣長がそれらの文芸作品に託され

ている人間の感情的側面、すなわち「情」の問題をきわめて重い意味をもって取りあつかったことは当然である。そこでは、人間の精神作用の中でとりわけ「感動」が重視され、その表現は、人間の活動のなかでも最も基本的なものとして認識されていたといえる。

したがって、腓が宣長学の正統的な継承者であるとすれば、彼の養生論に何らかの宣長的な、「情」を重んじ「感動」を重視する側面がみられることはうなずける。その最も端的な例は、前述した「樂むに歌あり、哀しきに號哭あり、皆々音聲を発して鬱氣を散ずるしかたなり」という記述である。そこでは、後世派養生論、代表的には益軒『養生訓』の、「七情は喜・怒・哀・樂・愛・悪・欲也。醫家にては喜・怒・憂・思・悲・恐・驚と云。……七情の内、怒と慾との二、尤徳をやぶり、生をそこなふ」[121]という記述に表されている「情」の抑制が放棄されている。

しかしながら、宣長は「情」の側面を強調してそれに終止したわけではない。再び源了圓の所説にしたがえば、「情を基本とする宣長の思想は、理性と感性、理性と感情とを統合する『道』の立場に立つことによって、近世思想史において新しい視点を確立した」ということになる。すなわち、宣長においては決して「人倫」は思考の圏外にあったわけではなかったのである。したがって宣長における「情」の肯定も、単なる自然主義に基づいたものではなかったといえる。例えば、宣長は、

主と道を学ぶ輩は、上にいへるごとくにておほくはたゞ漢流の議論理窟にのみかゝづらひて、歌などよむをば、たゞあだ事のやうに思ひすてて、歌集などは、ひらきて見ん物ともせず、古人の雅情

を、夢にもしらざるが故に、その主とするところの古の道をも、しることあたはず(122)

と道学者的姿勢を批判しつつ、

さて、又歌をよみ文を作りて、古をしたひ好む輩は、……たゞ風流のための玩物にするのみ也、そも〳〵人としては、いかなる者も、人の道をしらでは有べからず、……古をしたひたふとむとならば、かならずまづその本たる道をこそ、第一に深く心がけて、明らめしるべきわざなるに、これをさしおきて、末にのみかゝづらふは、実にいにしへを好むといふものにはあらず(123)

と、公家的な歌道の趣味性をも否定し、人倫への関心の重要性を指摘したうえで「古道」「古への道」を追求することに、歌学及び国学の方向を定めたのであった。

宣長のそうした側面を、腺の養生論に求めるならば、先にあげた、「やしなひ足らぬも悪く、養ひ過るも悪し、ただ中分の人のやしなひを中道とす」という「中庸」論に認めることができる。腺の中庸論は、「されば老子に言く、……」(124)とあるように、老子などの思想の影響を受けているが、腺は、「然ればな神の御養ひの中道を得たる所は、貧賤の人にあるに非ずや」(125)と述べているように、神道の思想圏内で理解していた。それゆえに、腺における「情」の肯定も、宣長と同様に、単なる自然主義とは異なった「神の御養ひ」、すなわち神の「わざ」としての「養ひ」の表れである「中道」に沿って受容されたたものであった。それは、いうなれば、政治思想史家の丸山真男が、宣長学における「自然」を、「神の作為としての自然」[126]と性格づけたことと深い相関をなしている。すなわち、腹の養生観は、自然主義に基礎づけられながらも、宣長と同様に、「神の道」として養生を把握したことにおいて、養生の実践自体に国学の思想を具現したものであったといえる。

さて、鈴木腹の『養生要論』が、純粋な国学の立場から著された養生論であるのに対し、天保一〇年(一八三九年)から安政三年(一八五六年)にかけて、江戸の神官佐藤民之助によって著された『年玉集』は、土俗的信仰や習俗としての神道の立場から著された養生論であると言える。

同書は、神官である民之助が、土俗的な神道習俗のなかに伝わった年間の衛生行事の次第と養生法を集成したものであると思われる。序文に相当する「年玉のはしがき」には、「正月の儀式は、もろ〳〵の神もあれどむねと其人々の生靈を、病なく命長かれといのる祭にて、かみつ代よりの傳なりけらし」[127]と述べられており、正月の神道的行事が無病息災の祈願の意を有していることを示している。

同書の本編は「登新多麻」と題されているが、全体的な傾向は、救急処置に力点を置いている。順次小項目を列挙すると、「湯火傷治す傳」「乳痟ふ傳」「齒の痛肩のはりいたむを直す傳」「疝氣すんばくの灸傳」「長壽の伝」「養生傳」「食製」「頭痛を直す傳」「肩癖并日腫を治す傳」「瘰疽の妙藥」「龜手を治す傳」「小兒蘇生藥の傳」「生涯壯健傳」「疱瘡免る傳」「痢病を治す傳」「咬まれたるを治す傳」「金瘡を治す傳」「湯火傷治す傳」「喉痺治傳」「打撲折傷治傳」という次第になっている。各々の記述の年月が異なっていることから推察すると、これらの内容は、神官であった民之助が、氏子の日常生活をつぶさに観察したり、あるいは時の氏子に健康上の問題を相談されて、家伝として伝わった療法を施して修正しながら徐々に蓄積したようである。各々の処方は、灸・湿布・薬草などを用いた経験主義的な民間療法である。

同書のなかで、養生の一般論に触れているのは、「長壽の傳」「養生傳」「食製」「生涯壮健傳」であるが、まず「長壽の傳」では、

> 長壽せんとて、養生の法、種々あれども風俗には、むづかしきのみなれども、容易為やすき法あり、そは、古人の一日に二度づゝ食するに随ふべし、かくすれば無病にて長命なり(128)

と述べられて、「節食」が説かれている。また、「養生傳」では、彼は、

> 皇國の古人、萬国に勝れて、百歳有餘まで、壽かりしを、外國にて羨みしは、別にむづかしき事にあらず、たゞ神代より有来のまゝにせしなり、今人夭きは、是に反く故なり、そは、精神と飲食とにあり、精神は欲を少なく、奢を省き、心穏に、食は濃淡偏らず(129)

と伝統的な節欲論を主張している。「食製」では、炒飯などの仕方を説いた後に、

其他、身體を運動かすが良など、人の知るが如し、但し、粗食し、塩をすくなくし、薬を用ひ、氣を吸い、形を煉る等、道家の癖に泥むべからず、却りて害となる事あり(130)

と記されており、『養生要論』と同様に、道教・神仙術系養生論の養生法を明快に否定している。

このように、『年玉集』は、神道の基本的思想や立場に基礎づけられてはいるが、むしろ、土俗的・経験的な民間医療の実態に近い内容をもっており、養生観も伝統的なものに近かったといえる。

これまでみてきたように、国学・神道系の養生論は、部分的には(ことに神道系)伝統的な節制主義を含んでいたが、基本的には、儒医学(後世派・古医方)系養生論や道教・神仙術系養生論を否定し、人間の情欲に対して許容的・楽観的態度を示すことによってその養生観を構築していた。そして、これらの養生論の段階では、国粋主義的な世界観・人生観は顕著ではない。

ただし、国学系養生論のいくさきでは、幕末期から明治初期の国学者権田直助によって慶応三年(一八六七年)に著された『養生答客問』などを生んで、国粋主義的な養生論を展開することになるが、その同書ですら、

近世西洋養生の法ありて、世に行はる。其説、住處居家の善悪衣服食欲の可否起臥動作の意得に至るまで、洩らす事なく詳細に弁明にせり。彼國と皇國とは、元来風土大く異るべければ、其儘にしては世に施さむとせむは少か疑なきにあらず(131)

と案に相違して西洋医学に許容的であるし、鈴木朖『養生要論』でも、

西洋の醫術、もろこしよりもまさりて實用に切也、外科金瘡の外、本道の療治にも薬のみを頼まず、わざを以て功を奏する事多きは、華陀が風に同じ(132)

と述べられており、この場合ではより積極的に評価している。

このように、化政・天保期から幕末期にかけて、国学の立場から西洋医学を比較的肯定的に評価していることは、きわめて興味深い。国学・神道系の養生論における養生観自体は、節欲・中庸論という伝統的立場から大きく逸脱してはいなかったが、国学における儒教・道教といった日本に大きな影響を与えた中国思想や仏教に対する反動からか、国学における実証主義的方法論との関係からか、あるいはその他の影響からかは即断できないが、国学、少なくとも国学系養生論が西洋医学の合理的・実証的な内容・方法を受容する一つの思想的勢力でありえたことは留意すべきである。

6　蘭学系（洋学系）養生論

「蘭学」という語句と「洋学」という語句は、ともに日本および中国・朝鮮等の東洋諸国以外の学術を指すものとして近世末期に用いられた。「洋学」の概念は、「蘭学」の概念を包摂している。洋学史研

究の第一線の研究者の一人である佐藤昌介は、「洋学」の概念は、当初「蘭学」と同義で用いられたが開港以降はイギリス・フランス系の学術が流入した結果、これらを包括する概念として一般化したと指摘し、これに対して「蘭学」の概念は、鎖国以降に長崎のオランダ通詞を中心に研究されたオランダ系学術を、江戸でオランダ解剖書が翻訳され、蘭書による西洋学術研究がはじめられてから、呼称するようになったとしている(133)。したがって、「蘭学」の概念がオランダ系学術を指して用いられたのは、オランダ解剖学者の翻訳、すなわち『解体新書』の翻訳がおこなわれた安永三年（一七七四年）から日米修好通商条約の締結による開港がなされた安政五年（一八五八年）の八〇年余である。この時期は、本研究が対象にしている近世後期養生論の執筆年代のほとんどを含んでいる。近世後期は、「蘭学定立の時代」でもあった。

蘭学は、一般的には医学における一派としてとらえられがちであるが、蘭学の概念が覆う外延は、医学の他に、地理・天文・測量・歴学・工学など広範なものであった。ただし、蘭学の近代学術としての特徴、つまり合理性と実証性とを最も明確に表したのは、医学系蘭学である。医学としての蘭学は、古くは「蛮学」と称されたポルトガル・スペイン系の学術のなかに含まれていた「南蛮流外科」の日本における一定の受容に、その普及の基盤を得ていたが、いわゆる「蘭学」の本格的な擡頭は、さきに述べた『解体新書』の訳出以降であることは定説となっている。そして、その訳出にたずさわった前野良沢・杉田玄白・中川淳庵ら、とりわけ自らの医学思想を公けにしている杉田玄白の言動は、当時の蘭学者の代表的なものであるといってよい。

玄白は、若狭小浜の藩医で「阿蘭陀外科」を家業にしていた家に生まれ、西玄哲について外科を修めた。彼は、「真の医理は遠西阿蘭にあること」を主張し、西洋医学の理論と実践の修得・普及に努めたが、彼のそのような思想には、複雑な背景がある。佐藤昌介は、玄白らが受けたと一般的にいわれている古医方の影響を間接的なものとしては認めつつも、その直接的な思想上の継受関係については疑問を提出し、むしろ荻生徂徠の影響について指摘し、後世派的解剖・生理説を初期には承認していたことを証明している(134)。

玄白における徂徠学の影響やその思想の類似点、あるいは初期玄白の解剖・生理説の後世派的性格については、専門的には議論もあるのだろうが、玄白が完全に西洋医学者として東洋医学から離脱しえていたかという点は、少なくとも中年期までについてはやや否定的にみなければならない。

そのことを端的に示しているのが、玄白が享和元年(一八〇一年)に著した『養生七不可』という養生論である。同書では、西洋医学に関して一定の精深な知識をもった医師が著述した養生論の嚆矢であるといえる。

同書は、「昨日非不可恨悔」「明日是不可慮念」「飲與食不可過度」「非正物不可苟食」「無事時不可服薬」「頼壯實不可過房」「勤動作不可好安」の七項からなり、いずれも「不可」の文節を含んでいることが同書の題名の由来となっている。それぞれの項をみると、第一項・第二項が精神衛生についてであり、第三項・第四項が飲食、第五項が服薬、第六項が性交、第七項が運動となっており、内容的には伝統的・基本的なものであり、かつ簡潔なものである。

玄白は、「昨日非不可恨悔」において、「己が意にまかせざることあれば、心中に粘着し、少時も忘れ得ず、くりかへし、はてなく、恨み悔る人あり、かくのことものは氣必凝滞す」(135)と述べ、彼の養生観が「気」という東洋医学上の概念に拠ったものであることを示している。また、「飲與食不可過度」では、「飲食の二つは其品を賞し、其味を樂しむ爲にあらず、唯是を以て一身を養ふ爲に飲み食ふものなり、されば饑飽によりて、氣力に強弱を見はすこと、其著しき正據なり」(136)と記して、「気」中心の飲食観を示すとともに、食の嗜好性を否定した厳格な思想を提起している。

このように、玄白は、人体の生理についての説明概念として「気」という東洋医学の概念を用いているが、彼の蘭学者としての立場は、この「気」の解釈に示されていた。玄白は、「気」の概念を「動作不可好安」の項において、「血液は飲食化して成り、一身を周流し晝夜に止らざる事、河水の止らざるが如し、此内より阿蘭陀にて、セイニューホクト、と名づくるものを製し出す、漢人の氣と名づくるもの是なり余が解體新書に訳する神經汁亦是なり」(137)と解釈したことによってである。この記述では、玄白は、「気」を「神経汁」、おそらくは神経系伝達物質として理解している。この点では、玄白は、明らかに西洋医学の解剖・生理説に基づいているのである。

だが、それを敷衍すべき病理説では、「動作を悪み安逸を好む時は血液の清きものも、次第に不潔となり、氣も是によって閉塞し、(原註―略)百病を生ずる因となるなり」(138)と記して、諸病の原因を「気血」の「凝滞」に求める東洋医学の理論に回帰している。

これらの各論から結論として玄白が導き出した養生観は、「人亦然り、先天の毒あると毒なきとによりて強弱あるなり、毒ある物は生まれながらに弱く、病あるものなり（原註―略）如許者も保養能ときは受得し天壽は保つものなり」(139)という、いわば「養生延寿」論であった。そこでは、人の体質の強弱を認めつつも、養生という実践がそれを超越して寿命を決定するとして、養生を積極的に評価している。そして、養生の要諦を、長命の人々の生活を紹介した後に、次のように記している。

悉く心まめにして動作を嫌はず事に臨で決斷よく成と不成を能辨へしものどもなり、然れば禀受さへ強き人ならば、少し飲食は度に過ても動作を能し、決斷よければ氣も滞らず、血液も不潔にならず長命はあるものとみえたり、是を以て見る時は、此二事生を養ふ所の第一なること明らかなり(140)

ここでは、養生の要諦が、「動作」と「決断」という心身の条件に求められている。そして、それは、「心の平静」を説いた益軒『養生訓』や心学系養生論とは、「心」の状態こそ異なっているが、きわめて近似した論理で総括されている。

玄白の『養生七不可』が、彼の西洋医学的素養とは多くの点で離断された、儒医学的心身観の世界でその養生観を展開したのに対し、刊年不明ながら、おそらく文政期以降に陸舟菴（石川樱所）によって著された『養生訓』は、西洋医学的知見と養生法とが、ほぼ整合的な連続性をもって説明された養生論であろう。

著者の陸舟菴（石川樱所）の経歴については次のことが明らかになっている。

石川櫻所は、文政三年（一八二〇年）に奥州登米郡桜場村に生まれ、名を良信といった。字を櫻所、号を陸舟菴とした。伊東玄朴に蘭医学を学び、長崎で遊学ののち、仙台藩医となり、さらに召されて幕府に出仕、法眼侍医、さらに法印に登り、香雲院を称した。西洋医学所監事などを務めたが、維新の際には徳川慶喜とともにあり、水戸の隠棲先に随行したが、致仕して帰仙した。明治四年（一八七一年）に新政府の兵部省軍医寮に出仕し、軍医監に累進したが、病を得て致仕、神田駿河台に隠棲し明治一三年（一八八〇年）に没した。

陸舟菴『養生訓』の内容は、きわめて「脱近世的」であり、ことに、文化二年（一八〇五年）に宇田川玄眞によって著された西洋医学に基づく解剖・生理学書『西説医範提綱』の影響が示唆されている。同書は、「上編」「下編」「附録」からなっているが、「上編」の「総論」では、「夫れ人は天地間萬物之長為り、蓋し人身には天稟の良能あり以て身體を保護營養す、其機能實に靈妙にして能く人知の思議すべき者にあらず」[141]と記述されて、「天稟の良能」が人間の身体の状況を支配していることを説いている。陸舟菴のいう「天稟の良能」とは、「疾病も亦良能の機能に他ならず、即ち良能其身體に知る所の害物を體外に驅除せんと欲し、非常の運動を發す者也」[142]と述べられていることから、アメリカの生理学者キャノン（W.B.Cannon）が提唱した「ホメオスタシス（homeostasis）」や免疫機能などの身体維持・防御機構に近接したものであると思われる。このような概念を生理学・病理学的に認識しえたことに、陸舟菴の西洋医学に対する理解の深さがうかがわれる。そして、彼は、抑醫學に二様の目的あり一は健康無事の身體として常に養生保護し、疾病を生ぜしめざるに在り、一は己に疾病に罹る者は之を治療して本來の健康無事に復するに在るなり(143)

として、予防・健康維持と治療とを区分している。そのこと自体はさほど新しい発想ともいえないが、「健康無事」という語句が用いられていることには注目すべきである。「健康」の語は『厚生新編』や緒方洪庵『病學通論』などにみられるが、「健康」の語句を用いている養生論は、筆者の管見の限りでは、同書をもって嚆矢とする。こうした用いている概念の近代性に、陸舟菴の西洋医学に対する造詣の深さが端的に示されている。

さて、彼の養生観の特徴は、解剖・生理認識→病態認識→養生法という認識階梯をとっていることである。「上編」は、「飲食」「睡眠」「情慾」「運動」「衣服」「居室」の各論を含んでいるが、例えば「睡眠」では、

睡眠は五官の作用全く休息する者を云也、蓋し精神は脳中に深坐して常に外物に應ぜず、猶人の君主に於る者の如し、精神の使令を奉し内外の情を通ずる者は視聴嗅味知覺の五官なり、五官の神經各其職を司り萬物に應酬し之を精神に訴へ、又精神の命令を身體諸部に傳へ以て四體活動精神發揮す(144)

と精神神経系の機構を説明し、睡眠と覚醒の原理について述べた。さらに、

若し睡眠少しも無或は絶て睡眠せざれば大に害有、五官の作用確實ならざるを以て神志懵騰として夢境の如く全身の補給不足するがゆへ身體衰弱す、……又且過眠すれば其害多し、五官の作用却て遅鈍となり精神穎悟豁達ならず、筋力弛緩して身體怠惰困倦を覺ふ(145)

と述べている。以上の部分は、睡眠に関する生理と病理についての認識である。さらにその後で、「睡眠の時間は三四時を以て足れりとす己に三時に至れば復身體を疲勞せしむる患なし」(146)と述べて、睡眠のとり方について指摘している。ここに、さきに示した解剖・生理認識→病理・病態認識→養生法という認識構造が端的に表れている。

こうした養生観は、「神經は脳髄と同質にして白色の線條なり」(147)と記すことができた陸舟菴の卓越した解剖学・生理学的認識と理解を抜きにしては考えられないものである。「下編」に記された疾病論も、疾病を「急性病」「慢性病」に分類し、「冒寒」「傷冷毒（リウマチのこと—筆者註）」「痢病」「霍乱食傷」「虎戻羅病」について詳細な病態生理学的認識を示している。また、「附録」においては、「浴湯」「銅毒」「煙草」など生活環境についての知見も記述している。そこでも、「温泉」などの項では、泉質の化学的成分を分析的に記述している。ここにも陸舟菴の自然認識の近代性が表れている。

陸舟菴の『養生訓』が、これまでみたように他の養生論に比してきわめて近代的性格を明確に示して

いたのに対して、天保三年（一八四二年）から嘉永四年（一八五一年）にかけて伊予の医師水野義尚（澤齋）が著した『養生辨』前後篇は、陸舟菴『養生訓』に比して、近代的科学性はそれほど前面に出されず、むしろ伝統的な部分も少なくない。

『養生辨』は、前・後篇の二篇から成り、前篇が天保一三年、後篇が嘉永四年に著されている。両篇とも上・中・下の三巻に分かれている。前篇「上之巻」は、「胎毒之辨」「薬毒之辨」「食毒之辨」「酒毒之辨」などの項目が立てられて病理論が述べられ、「中之巻」は、「積聚之辨」「氣病之辨」「疝氣之辨」「中風之辨」等の項目が立てられて病態論が説かれている。「下之巻」では、「人相之辨」「福禄壽之辨」「金銀銭之辨」「火難盗難」など生活上の諸問題を取りあげている。後篇では、「巻之上」は、「頭之辨」「眼之辨」「耳之辨」「口之辨」などの首から上の解剖学的記載を、「巻之中」では、「胸之辨」「腹之辨」「腰之辨」「足之辨」などの首から下の解剖学的記載を主に構成されている。「巻之下」では、「身養生之巻　三難問之辨」「心養生之巻」「万病一氣之辨」「物我一體之辨」「家養生之巻　五條之辨」の項から成り、澤齋の養生観の総論にあたるものである。

澤齋の養生観は、前篇の「序」の末尾にある澤齋の自詠に端的に示されている。

飲くひ茂色も浮世の慾
　　程よくするが養生の道(148)

と詠まれたその歌では、厳格主義的な養生観は放棄され、「程よくする」こと、すなわち限界を認めた快楽主義の立場に立っている。このような澤齋の養生観は、人間の欲求を肯定的にとらえ、それを充足することを一つの原動力とした化政期周辺の文化的状況を典型的に象徴している。

澤齋の西洋医学的知見は、後篇「巻之上」「巻之中」の解剖学的記載に代表される。例えば、「巻之上」の「眉」の説明においては、「一解體新書に曰、眉者爲眼之墻、主防從額所下之汗使眼莫受傷云、」(149)と記述されており、『解体新書』を引用している。また、「ヲッヒル」「トロシス」などの洋薬の知識をもっていたことや、「先年長崎吉雄幸作先生の時生に当たりて……」(150)と吉雄流の蘭方外科との関係を示唆していることからも推測できる。

だが、澤齋の病理観は、「氣病は即ち氣虚にして氣の不足する病なり」(151)「『み』は見水にして、腎の水の多少を見るなり、内経に腎は、通察於耳と云」(152)と記しているように、『黄帝内経』に基づいた生理・病理説を堅持している。その意味では、『養生辨』を蘭学系養生論に含むことはあるいは適切であるとはいえない点も少なくない。あえていうならば、解剖学的知見の一部では西洋医学の知見を導入しており、生理・病理学的知見は伝統的な儒医学的知見に依拠していたといえる。いいかえれば、『養生辨』が依拠していた医学的理論は、漢・蘭折衷の包括的・混合的なものであった。

なお、澤齋の養生観の構造的分析は、化政期周辺の養生論の性格を特徴的に示しているものとして、第三章で再び論述するので、ここではこれ以上言及せずに、前述のような概観でとどめておく。

さて、玄白・陸舟菴・澤齋による蘭学系養生論、ないし蘭学の知見を導入した養生論の特徴は、いずれも人体の構造や機能について、近代的認識を示していることである。もちろん、三者の間には、その認識の程度に差があるし、認識しえた事実をどこまで養生論として言語化しているかについてもさまざまであっただろうと思われる。だが、玄白ら以前に、山脇東洋らを除いて体系的な解剖の実地経験をもたなかった日本の医学において、修練を重ねた医師が徐々に西洋の医学体系を徐々に受容し、庶民階層を啓蒙しようと、それに基づいた養生論を著していったことは特筆せねばならない。

とはいえ、蘭学系養生論の養生観そのものや生理・病理観は、杉田玄白でさえ伝統的色彩を残しているし、水野澤齋の場合にはほとんど後世派に近い。このような理論上の折衷性、あるいは未完性は、過渡期における蘭学（洋学）の性格を実によく象徴している。また、ややうがってみえば、こうした折衷性・未完性を含みつつ養生論を著すことは、歴史的に形成されてきた日本人の人体認識・疾病認識、あるいは健康認識を、急激な動揺を起こさずに徐々に変容させていくうえで必要なことであったということもできる。そして、これら蘭学に基づく養生論の存在は、従来より洋学史研究において論議されてきた、「封建体制補強勢力としての洋学」、あるいは逆に「封建体制解体勢力としての洋学」という相反する性格づけとは別の、民衆生活に徐々に浸透していって、庶民の思惟を少しずつ近代化していくという「第三の洋学」の性格を示唆する存在様式を示していたといえる。そして、それは、既成の医学の思惟体系や概念との折衷・混在という形をとることで具体化しえたことであったと思われる。

なお、蘭学系養生論としては、文政一〇年（一八二七年）に高野長英・岡研介によって翻訳された『蘭説養生録』があるが、翻訳書ないし編訳書であるために、本研究の所期の目的にとって必ずしも緊要ではないので、ここで直接言及することは避け、その存在を指摘するにとどめる。

7 その他の養生論

ここで、「その他」に分類した養生論が、本節の一項から六項までのいずれかの範疇に含みえないかといえばそうではない。おそらく以下にあげる各々の養生論は、後世派養生論や古医方系養生論、もしくはその他の各範疇に含み込むことができよう。だが、以下の各養生論は、各々特徴のあるものであり、それぞれ単独でその特徴を記した方が、より近世後期養生論の全体像を把握しやすくすると思われる。

まず取りあげるのは、文政一二年（一八二九年）に松平定信によって著された『老の教』である。定信は周知のように奥州白河藩主であり、「寛政の改革」の際に老中首座を勤めて改革を主導した。『老の教』は、定信の雅名「白河楽翁」の名で著された一種の養老論であり、楽翁五七歳の時の作である。同書は、『宇下人言』『花月草紙』などの自叙伝・随筆の著作者である楽翁らしく、随筆風の著作である。

楽翁は同書において、「まづ養老の一つは敬の道なり」[153]と、朱子学の信奉者であった彼らしく「敬」の道に養老の要諦を求めている。そして、その「敬」は、「樂しみといふ事は、くりかへしくりかへしかへりみてもはづかしからぬやうに慎しむが楽しむ道にて、心ひろくなるもとゐなり、敬は、たのしみの本と知るべし」[154]ととらえられている。つまり、楽翁の養生観は、「慎」が「敬」の実践上の概念であり、「楽」に至る道程として位置づけられるという人生観を基礎にしていたわけである。

だが、「導引はあしからず、されど心に任すべし、夜など寐たく、朝など寒きをも、つとめてあんまをせんより、暖にして安寐するにしくはなし」(155)と述べたり、「五禽の戯といふ事は知らねど、われ試みて養老のひとつと思ふは武伎なり、……たゞ剣槍持て立むかふ時は、聊もよその事をば思はず、ことに動作もほどよくすれば、息迫にもいたらず」(156)と記したりして、楽翁は、特殊な養生法よりも日常の生活のなかで自然に養生していく工夫を説いている。

これらのことから、楽翁の『老の教』は、知識階級の代表者の養生論らしく、朱子学的色彩をもちながらも、楽翁の性格を反映してか、素朴で日常的な事項のなかで、簡単な心掛けをもとにして、健康が保てるような養生のあり方を説いたものであると言える。

次に化政期の特徴的な養生論としてあげられるものに、江戸の医師と思われる辻慶儀によって、天保四年（一八三三年）に著された『養生女の子算』である。同書は、「序」において、「孝経に曰く、身体髪膚これを父母に受、敢て毀ひ傷らざるは孝の始めとかや」(157)と記されていたり、本文の冒頭で、「中庸に曰く、天の命これを性といふ、性に率ふこれを道といふ、道を修るこれを教といふ」(158)と述べられているように、思想的には儒学を基盤としている。さらに、その養生観は、「何ほど養生するとも、八十歳までも長壽するものにあらず、三十歳の天壽を四十歳か五十歳までは、養生の仕やうにて延なり、先第一の養生には、天の命といふことを能々合點すべきなり」(159)というような、「養生延寿」論的立場に立ったものであった。そして、「養生の仕様に三ツの品あり、その一ツはこゝろの養生、また一ツは身の養生、また一ツは食事の養生なり」(160)と、養生を「心」「身」「食」の三つにカテゴライズしている。

以上の記述内容は、どちらかといえば、伝統的な部類に属するが、同書の特徴的な点は、養生が利財論と関係づけられている点である。もともと、書名に含まれている「女の子算」とは、「目の子算」とも記し、目算で数量を把握することであるが、同書の本文末尾では、「右此養生女の子算をよく讀みまもれば、長壽のみにあらず五倫の道もたち家業繁昌子孫長久の基を開く道に近からん乎と爾云」(161)と記されており、修身斉家論を養生とを明確に関係づけている。そして、さらに同書には、附録として、貯蓄とその利子についての積算表と株の利配の表とが載せられている。そのことによって、そこでの「斉家」論が、単なる倹約だけに支えられたものではなく、増資を積極的におこなう利殖論によっても支えられていることがわかる。それは、株仲間の形式によってその展開が促進されたと指摘されている化政文化が生み出した養生論の象徴的な点であると言えよう。

次にあげる著作は、天保八年(一八三七年)に本節第二項でふれた平野元良(重誠)によって著された『玉の卯槌』である。元良については前述したが、同書は、凶年飢饉の折の養生について力説している点で特徴的である。同書の構成は、「凶年の後には専ら陰徳をこころがくるべきこと」「凶年の後の養生に心得あること」「疾病をわづらふは心の油斷より起こと」「すべての病は醫薬のために誤らるが多きこと」「看病におほいに心得のあること」など、一貫して飢饉や急性伝染病における養生について述べている。もっとも、彼の飢饉観は、

且又かかる飢饉はこれまでの奢侈を天の怒りこらしめたまふゆえなり、そのことを顧ずして天の心に背にあたれば、ふたたび病苦の難儀をうけんことこれ自然の道理なり、すべて天理と人事とは別

ならず、養生のためにならぬことはおのずから天理に戻て、災害を得ること的然なれば、よくよくその道理をあきらめてかならず慎守べし(162)

と述べられているように、「天人合一」論に依拠した朱子学的思想圏にある。

ただし、彼の養生論が、「一切の病人に的當の薬は用ひても看病のよきとあしきにておほいなる相違あるものなり、世間の諺にも醫者三分看病七分といふは道理至極なることなり」(163)と、病中の看病・看護の重要性を指摘している点は注目すべき視点であると言える。

『玉の卯槌』と同様に、沼義信『簡易養生記』もまた、庶民生活の急に応ずる性格をもっている。同書の特徴は、序を除いてほとんど総論的記述をもたないことである。同書は、その劈頭から「中風」の項を立てている。その理由を義信は、「序」において、

夫人ノ世ニ在ル寒暑燥湿ニフル、ノミナラズ種々ノ事ニ因テ病患ニカヽハラザルコト能ハズ……況ンヤ急卒ノ病患疾痛アルニ於テハ医ヲ請フ間ナク僻地窮陬ナドハ医薬トモニ少シニシテ初發ノ微ナル時ニ治ヲヨクセズンバ遂ニ不起ニ及モ多ク見聞スル所也(164)

と述べている。つまり、僻辺の地において、緊急の疾病に応ずる必要が、「余輩モトヨリ畎畝ノ中ニヒトヽ」なった義信にはあったのである。

したがって、内容的にはきわめて実用的で、朱子学的な観念論や修身論はみられない。「傷寒時疫」「食傷」「頭痛」「眩暈」「飢死」「凍死」「縊死」「諸虫咬傷」「諸獣咬傷」「諸物入目」「諸物入耳」など、日常生活に卑近な健康障害についての処置を記しているのがその内容となっている。しかも注意すべきは、それらの処置が「方藥ハ漢蘭ハ勿論田父野翁ノ傳ル所トイヘドモ病家ノ便宜キ者ハ撰ンテ擧之」(165)とあるように、既成の医方は和漢洋を問わず採用し、かつさまざまな民間療法をも適宜所収している点である。ここに、義信の現実主義・実用主義的性格が表れていると言える。

本項の最後に取りあげるのは、文政八年（一八二五年）に江戸の小説著述家である八隅景山（立翁または盧菴）によって著された『養生一言草』である。景山は、同書の「序」において、「倭姫命は五百餘載を持給ひ、武内宿禰大臣は三百餘載を持給ふ彭祖は八百歳、老子は四百餘歳、是即修養の術也」(166)と述べて、彭祖や老子をもち出して、ファンタジックな表現をしたり、延命効果を強調していたりするなど、その思想的土壌が道教・神仙術にあることを示している。

だが、同書の特徴は、「夫養生は、生々至實にして、人間出生して生育するより、山川草木禽獣魚鼈に至迄、皆天地の養生あらざるはなし」(167)と述べられているような、万物の生成をすべて養生として把握する、いうなれば「アニミズム的養生観」を示していることである。この主張の背景には、「壽命を盡す物は、松樹の千歳を經、夏の雪の陰山に在が如し、此術を得ざれば、松といへども蠧み、雪といへども消、是即命は天に在て、壽は天に非ず、是以、養生は盡ずんば有べからず」(168)という景山の自然観・生命観があったと言える。

さらに景山は、

兎角天地の道に逆はず、己が身分に過たる業を為ず好事も嫌なるも中の所を行ひ、朝は早く起て家内を掃除し、神佛を拝し、家業に励み、家内親族睦敷、朋友の交わりを篤くし、其餘力に藝能を懸れば、自然と養生に叶ひ、彭祖老子の長壽も、とりも直さず、己に得て、長生不老疑べからず(169)

と記して、養生を生活全般へと拡大している。

景山のこのような養生観は、化政期における養生概念の大きな転換を象徴していると思われるので、その内容については、第六章で再び詳述する。

本項で取りあげたいくつかの養生論は、いずれも化政期の文化的状況を反映した特徴ある著作であり、それらの存在自体が化政期養生論の多様さを象徴している。それとともに、各々が特定の思想を基盤とするよりも、むしろ化政期庶民の生活の実態を率直に反映したものであったという点では一定の共通性が見出される。

［第5章］

近世後期養生論の表現形式と内容

前章では、貝原益軒『養生訓』以降の養生論が、元禄・享保期に端を発した近世実学の隆盛や社会経済状態の変化によっていかに展開したか、そして、その結果盛行をきわめた化政期の養生論についてその実相を概観した。

そこでは、主に化政期養生論が依拠した医学的思想、ないしその他の思想ごとに、それぞれの特徴を検討することが主体となっていた。そこで主に対象としたのは、各々の養生論の原理的・総論的記述であって、それぞれの範疇における各々の養生論の内容に関しては、詳細に分析したわけではない。また、養生論における言語的表現形式については、とくにふれなかった。

だが、養生論が人間の健康に関する啓蒙書であり、しかもそこでの記述内容がきわめて多岐にわたっている以上、各々の養生論が健康等についていかなることを強調し、どのような生活実践を勧奨しているかを検討することは、近世後期養生論の基本的性格を把握するうえで不可欠である。

そこで、本章では、まず養生論の表現形式について検討し、なかでも近世後期において注目される表現形式（記述・記載形式）については、やや詳しく取りあげてみる。次いで、養生論の内容については、前章での検討を参照しつつ、養生論が取りあげている主要な内容をいくつかに分類し、共通した見解や、思想的立場の相違ゆえに異なっている見解などを整理して、養生論の記述内容の共通性と多様性とを検証したい。

前章での考察が、時間的経過による変化や思想的系譜に力点を置いた、いわば「縦断的考察」であるとすれば、本章での考察は、各々の思想的諸系譜を記述内容によって横に貫く「横断的考察」であるといえようか。

1　近世後期養生論の表現形式

養生論は、「養生書」を通じてその購買者に提供された。購買者にとって、養生論を理解することは、「養生書」を読むことによって具体化されたのである。したがって、養生論の主唱者が、各自の養生論をいかなる表現形式（記述・記載形式）によって著述したかという問題は、各々の執筆者が自らの主張をどれほど説得的・効果的に伝えようとしたかという点で、きわめて重要である。

近世期以前の養生論、典型的な例でいえば、『醫心方』巻第二六、巻第二七などは、漢文で記述されていた。例えば、巻第二七から無作為に一文を抜粋してみると、「抱朴子云諸求長生者必欲積善立功慈心杴物」(1)とある。このことは、鎌倉時代に著された、丹波行長『衛生秘要鈔』や丹波嗣長『遐年要鈔』においても同様である。この記述形式では、当時の教養水準からみて、皇族、公家、中級以上の武士、僧侶などが養生書の内容を解しえたに過ぎなかったであろう。この事実をもってしても、古代・中世期の養生論が上流社会での占有文化であったことが窺える。

近世期に入っても、初期における著作は、多くの部分で漢文による表記をおこなっていたが、曲直瀬玄朔『延壽撮要』や名古屋玄醫『養生主論』は、序文や若干の本文中の文節を除いて、漢文白文や訓点だけ施した部分は、引用部分の他はみられなくなり、漢文の書き下し文が、平仮名ないし片仮名によって表記される部分が多くなっている。

やや時代を下って、貝原益軒の『養生訓』が、近世期を通じて高く評価され、引用された理由のひとつに、小川顕道が『養生嚢』において、

貝原先生の養生訓、香月先生の老人養草といふ書は、養生の術の懇情を竭し、しるされたり、……又香月先生世人の慈幼におろそかなるをうれい、小児養育草といふ書を作れるあり、三書とも皆國字にて俗に通じやすくかける本なり(2)

と指摘しているような、大和言葉を使用した読みやすさがあった。

近世後期の養生論は、その少なからぬ著作が益軒『養生訓』を参照にしているし、文学史からの影響、例えば江戸初期からの「仮名草子」や「浮世草子」の盛行の影響も考えられる。それゆえ、近世後期、ことに化政期の養生論のほとんどは、和文平叙文によって著されている。筆者の管見の限りで、漢文によって全文が著された近世後期養生論をあげれば、文化一四年（一八一七年）に京都の中川其徳によって著された『求壽論』のみである。

だが、化政期の養生論の表現形式が、益軒『養生訓』からどれだけ変容したかと問えば、画期的な変化が起こったとは考えられない。すでに前章での多くの引用によってわかるように、化政期の養生論の数々は、益軒『養生訓』とほぼ同様の表現形式をとっている。内容や基本的思想については多様化の様相を示した化政期養生論も、表現形式の点ではほぼ画一的であったといえる。

確かに、化政期養生論の表現形式は、それまでの養生論と同様に、解説調の平叙文で著述されたものが圧倒的に多かった。それを、やや予断を含んで解すれば、小川顕道が『養生嚢』の序において、

今此養生の書をつゝり、ちなみに庸醫の所作を記せり、敢て人と競争にはあらず、たゞ世の人々の少しは醫の良拙をも弁ふる便ともなかれしと希ふのみ、予が筆の鈍く詞のいやしき故をもて、ゆるかせにすることなかれといふ(3)

と記したことに象徴されているように、養生論の執筆者自身、その表現形式については、あまり意識的

ではなかったし、それほど自信をもっているわけでもなかったと思われる。

また、沼義信『簡易養生記』にも、

只願ハクハ郷黨ノ親疎ニ傳ヘ醫ヲ請フイトマナキ急病又病ナキ時ノ養生ノ意得ナドコノ昏ニ因テヨク記シ得ンコトヲカヘスガヘスモ文ノ醜拙ヲ以テ作意ノ實切ナルヲ軽視スルコトナカランニハ幸又甚シカラン耳(4)

と記されており、多分に義信の謙遜が含まれているとしても、義信が自らの文章に自信をもってはいなかったことが察せられる。推測するに、養生論の執筆者らは、文章の構成や叙述において、とりわけた才能をもっていたわけではなかったと思われる。むしろ貝原益軒や三浦梅園のような博覧強記かつ文才をもった著者が例外的であったのではあるまいか。

ただし、このような傾向は、あくまでも巨視的な概括に過ぎず、各々の養生論を詳細に検討すれば、自ずと状況は異なっていることがわかる。養生論の執筆者、あるいは養生書の発行者が、養生論の表現形式や養生書の体裁に何の工夫も施さなかったわけではない。

まず、養生書の体裁の点では、平野元良『養性訣』、松本遊齋『養生主論』、あるいは安政五年（一八五八年）に、著名な戯作者山東京伝の弟でやはり戯作者であった山東京山によって著された『無病長壽養生手引草』など多くの養生論には、文中に挿絵が付されている。『養性訣』は大西椿年、『養生主論』

は小沢華獄、『無病長壽養生手引草』は一立齋広重が、それぞれ絵を担当している。絵の内容は、いずれも風景や日常生活のありさまを描写している。これらの傾向は、寛文年間（一六六一年〜一六七三年）頃より江戸期を通じて盛行した、挿絵を主体とした読み物である「草双紙」の影響を多分に受けていると推測される。山東京山の草双紙についての造詣は疑うべくもないが、『養生一言草』を著した八隅景山も、『旅行用心記』『養生はなし』などの挿絵を使った読み物を著していることから、草双紙の養生論への影響は明らかである。

また、養生論の記述面の工夫では、記述内容を箇条記述しているものが少なくない。陸舟菴『養生訓』や水野澤齋『養生辨』を例にとると、

一、食物は膏梁と粗粉とに論なく、總じて過飲を禁ず(5)

一福禄壽の三つは皆人の好む所なり(6)

のように箇条記述している。こうした箇条記述が、養生論の内容を、読み手により明確に伝えることができたことは想像に難くない。

しかしながら、これらの養生論の執筆者や養生書の発行者の工夫は、いわば既成の草双紙やその他の書物の記述方法を応用したのであって、内容と関連して工夫された表現形式であるとすることはできない。

近世後期養生論のなかで、養生論の内容と深く関わって工夫されたとみられる表現形式は、韻文の形式をとった養生論と、養生論自体を一つの物語とした著作である。この「韻文形式」の養生論と、「物語形式」の養生論とは、いずれも養生論と文芸との関連を把握するうえで重要であると思われるので、別して検討したい。

1　韻文形式の養生論

韻文の形式をとって養生論を著そうとした試みは、決して目新しいものではなかった。後世派の泰斗曲直瀬道三が、『養生俳諧』を著したことなどはその古い例であるとみられる。

近世後期において、韻文形式をとった養生論の代表例は、第四章第一節でふれた、多紀安元（元徳）の『養生和歌』であろう。多紀氏の事蹟に関しては前章で既に述べたが、『養生和歌』は、『養生歌』ないし『養生歌八十一首』ともいい、一橋家の命によって著された著作である。全体は、「養生大意」「飲食」「閨門」「起居」の四部分に大別されている。同書の序には、「凡人ごとに生樂を遂しめんには養生の道をしらしむるにありといへとも載る所繁冗にして韻誦かたくかつ雅言は解しかぬる人も多けれは俚語もて歌に作りならんには博愛の一端なるへし……」(7)とあって、養生論を和歌形式で著すことについての所信が明らかにされている。そこでは、「俚語もて歌に作」ることが、多くの文事を解さぬ人のために養生論を普及させることになるという思想が示されている。

四つの項には、それぞれ二〇首ほどの和歌が所載されている。若干の例をあげれば以下のようである。

養生はその身のほどを知るにありほどを過すはみなふやうじやう（「養生大意」）
若き身の丈夫だのみの不養生やがて老後の後悔となる（「養生大意」）
身のうちのぬしはこころよ一身の安危はぬしの心にぞある（「養生大意」）
飲食は我身やしなふ為なるを口のためぞと思ふはかなさ（「飲食」）
むましとも八九分喰ば足とせよ十分ゆへに身の害となる（「飲食」）
男女こそ子孫求るためなるをわが慰とおもふをろかさ（「閨門」）
たゞ一度泄すも精氣耗ぞかし重ねもらさば大病のもと（「閨門」）
家にあらば程よく身をばつかふべししょく氣めぐりて藥にもます（「起居」）
貴と賤と身のならわせの違ありとりちがゆれは病とぞなる（「起居」）(8)

これらの和歌の内容自体は、どちらかといえば伝統的なものであるが、和歌形式をとることによって、内容が簡かつ要をえてまとめられていることがわかる。

化政期において韻文形式をとった養生論としては、前章第二節第七項で取りあげた八隅景山の『養生一言草』がある。同書中には、平叙文による記述もみられるが、「養生手引歌」「日用食物歌」「養生證拠並歌」など、和歌を主体とした項が立てられているし、「飲食」の項でも和歌が取り入れられている。それぞれの項から、任意に数首を上げれば以下のようである。

言少なく思ひ少なく餝なく諂らはぬこそ養生としれ(9)
養生は疾の出ぬ手あてなり、其用心をまへかたにせよ(10)
麦めしは早く消化し氣を開き上戸は殊に下戸も喰べし(11)
蕎かきにすれば内をもあたゝめて仙氣腹痛溜飲によし(12)
上菓子は内に持たれて歯に悪し少したべれは薬とぞなる(13)
四時とても酒は温め用ふべし冷酒は夏も毒としるべし(14)
本道や婦人小児科それ〳〵のもちは餅屋へ頼むこそよき(15)
物毎に執着せざる心こそ實にも長寿の基成らめ(16)

これらの歌は、いずれもそれぞれの養生法の内容を簡潔に三十一文字のなかでまとめたものである。元来、韻文は、「記紀歌謡」や『万葉集』の存在でわかるように、日本人の生活に密着した文芸であり、きわめて古い部類に属する言語表現であるといえる。もちろん、養生論のなかに含まれている歌が、『万葉集』や『古今和歌集』に収められている和歌のように、豊かな情感や繊細な叙情に満ちたものであるとはしがたい。しかしながら、それらの短歌には、『万葉集』や『古今集』にはみられない、庶民階級の健康への願いや生活上の機転がこめられているとすることができ、そこに庶民の韻文への親近感をみることができる。

2　物語形式の養生論

物語形式による養生論は、すでに近世初期に、曲直瀬頼三の『雖知苦菴養生物語』によって、表題のうえでは試みられている。だが、同書の実際の記述は、漢字片仮名交りの解説調の平叙文である。

実際に物語を構成して養生論とした例は、『養生歌』の著者でもある多紀安元によって著された『巨登富貴草』である。同書は、多紀安元（『巨登富貴草』では号の藍渓を用いている）が、寛政年間に絵図を用いて著述したものである。なお、同書の絵図は、粟田口蝶齋が彩画している。以下に『巨登富貴草』の構成を概括してみよう。

『巨登富貴草』の冒頭は、

> むかし烏有国に安在何某とかやいへるいみじき福者あり、家富さかえ七珍萬寳充満して、世をたのしく暮しける、ある時つく〳〵おもうふやう、遠くむかしを追念するに顔回亜聖の才たれども、不幸短命なりければ道をひろくほどこす事あたはざりき、……七十にあまりて西戎を攻やふりし趙充國も、皆命長かりしゆへなり、何ごとをせんにも人は只いのち也(17)

と記されている。「烏有」とは「どこかの」というほどの意味である。安在某なる主人公を仮定し、安在が富裕でありながら、寿命の必要を痛感するということから話が始まるわけである。

このあと、安在は、

いかにもして永く生樂を極めんと欲すれども、人の壽命は力にも金銀づくにも及べきことならず、しからば神仙の道を學ぶにしくはなしといへども、傳へきく仙は遷なり、遷て山に入なりと有て、先仙術を學ぶには深山幽谷の間に栖み、木の實草の實を食とし……暖室水亭主に引かえて穴居野處に濕をうけ、釋尊靈山の難行より遥に増る難苦を凌ぎ、よしや長命の術を得るにもせよ先それまでをいかにせんと當惑に及びしが、又思ひけるやうは秦の始皇漢の武帝長命せむ事を欲し給ひ、方士に命じて蓬萊山より不老長寿の靈藥を索給ひし例もあればいでや彼山に致り靈劑を索て服すべし(18)

とあるように、神仙術修業に思い至りながら、断念し、「靈劑」を求めて蓬萊山へと旅立っていくのである。

蓬萊山へ旅立つ安在の前には、列禦冠（列子）が掛軸から現れて、「りゆくとすろうふ」というフランスはパリ製の飛行船を与えたり（「列子示していふやう、是こそ近ころ歐羅巴の洲中、仏郎機國の都、把里斯といへる地にて製したるりゆくとすろうふといふ風車なり」(19)）、近江国から駿河国をひとまたぎする巨人が登場するなど、全編を通じて奇想天外のファンタジックな展開がなされていく。主人公の安在は、まず「上天子より下庶人にいたるまで尽く色慾に溺るゝをむねとしたる習俗なり」(20)である

「女色国」、次いで「我身の末をも打忘れ、常に酒宴をなす」(21)が風俗の「大酒国」、そして巨人のいる「龍伯国」を探訪していく。ここでの記述は、まさに冒険小説さながらである。

同書は、これらの国々の住人の生活を批判的にとらえることが主たる内容となっている。「女色国」ではその国の住人が色欲盛んなために、「陰虚火動の病となり彼旱魃の時野山の草木こと〴〵く枯はつる如く、骨蒸勞熱を発し、百般の難病蜂のごとく起り」(22)苦しんでいることを述べて、色欲を逞しくすることを戒めている。「大酒国」のくだりでは、ごく卑近な大酒家のありさまを述べ、酒害について詳細に記述して、安在は、早々と例の「りゆくとすろうふ」に乗って立ち去ってしまう。そして、「龍伯国」のくだりでは、住人である巨人の体内に迷い込み、「大人国の人といへども同じ人間の性を得たる事なれば、人身の機關如何なるものなるといふ事を熟覧せば、養生の後覺是過たる事あらじと了簡を定め、事の様子を伺ひける」(23)との意図から、人体内の探検を始める。そこでは、

實や古人も人身は一國の家也といひしに違はず、先人身の内には五臓六腑に膻中を加へ、各掌る職分あり總て是を十二官と称す、又耳目口鼻形の五ツを外形の五官と云、内外合して十七官の内、心を一身の主とするゆへ、心君と号し又天君とも申也(24)

と記されており、身体の構造が「心君(心臓)」を中心とした君主制に基づく官僚制に比定されている。そして、体内の病態と治療過程について、

然るに此大人の心君我儘にして軀内十二官の心腹の臣を疎んじ外官の耳目口鼻の四官を寵愛し……(25)
かねて用意の兵船を水腫の氣に浮べつゝ水攻の備へをなし、又食物の山手には魚鱗鶴翼を布き……(26)

などの記述でわかるように、さながら政治・戦争に譬えている。

同書は、安在が蓬莱山へ辿り着き、山主の大乙元君から、養生の方法についての垂訓を得て、「靈剤」の処方として、「節飲食　遠帷幄　愼起居」(27)と記した書を授かること、そして、本国に帰ってこれを開くと、その三つの戒めと「三種とも自身の胸中に産す」(28)と但し書きがあることによって筆が擱かれている。

以上のように、『巨登富貴草』は、主人公安在に、色欲・大酒・過食の実情を見聞させ、各々の恐ろしさを強調しながら、結局、彼が養生の要諦が節欲・慎身にあることを諭されることによって、読者に養生が神仙術や「靈剤」を飲むことではなく、日々の節制であることを伝えようとしたものである。その話の展開は、いかにもファンタジックなものであり、読書の関心をそそったと思われる。

同様の物語形式による養生論は、享和二年（一八〇二年）に江戸は藍染川畔に住した医師柳井三碩によって著された『寐ぬ夜の夢』である。同書は、小説というよりもむしろ紀行文の形式をとっている。三碩は、同書の序において、

（同書を―引用者）東海道の紀行にことよせてかけるは、年月のあゆみ生涯に似たればなり、道すが

らの古跡のいはれもしらず、名所のあらましも覺えねば、養生の樂みを、名所とも舊跡ともなしていひ侍るのみ、あやなくして、唐大和の詞わかれず、雅俗のわかちもあらねば筆に任て唯ことのあらましの聞えなんことをねがふのみ(29)。

と記して、養生法を東海道の紀行文に託して記述しようとしている。

『寐ぬ夜の夢』の主人公は、仙翁という経歴不詳の人物であり、おそらく三碩の創作であろうと思われる。話の筋は、著作者三碩とこの仙翁とが、品川から鈴ヶ森への路上で遭い、以後東海道をともに紀行するというものである。同書の基本的な記述構造は、三碩が医術や養生についての見解を述べ、仙翁の意見を問うという形式をとっている。例えば、養生の基本的原理についてみてみると、まず三碩が、

吾云、さてく忝き教訓を承り候、かく志し候ても戸ごとに傳へ、人々に説候とも煩はしき事のみおほくて其益は少なかるべし、既に正徳の年ころ、貝原篤信翁といへる人養生訓を著わして今世に流布す、されども其をしへを守る人甚稀也、まゝ又能其言所を守り、明暮養ひに拘はれる人却て多くは多病をまぬかれず、是其説の広く行はれざる所なるべし、仙翁いかゞおもひ給ふや(30)

のように、仙翁に問いを向ける。すると、仙翁は、

翁云く、養生訓の術に拘はれる人は枉て是をなす枉てなす者は氣屈してのびず、多病なるもむべなり、これ道に遊ぶ事をしらずして、いたづらに術によって長生せんとおもふなり(31)

と答えるわけである。ここでは、養生の「術」に拘泥して、養生自体を楽観的にとらえることをしない態度を批判している。

このように、同書は、主に仙翁と三碩との会話・問答によって展開していくのであるが、その問答の合い間には、

……よく〳〵思ひ給へかしと語るうち覺へず三十里ばかりを打過て、鎌倉山に登る、茲鎮和尚の、なかめゆく心の色そふか、らん鎌倉山の春の曙と聞えしも、今おもい出されて、

花その、いろこそのこれなかめ行かまくら山のはるの旅路に

かくてめぐり〳〵て一覧す、実や此地は頼朝はじめて覇業をおこせる地にして、山海の壮雄なる他に殊なり、おしい哉時政が奸計にあたり嗣君二世倶に弑逆に逢、遂に國柄をして北条にとらしむ(32)

などの記述が織り込まれている。ここでは、養生の話題からは離れ、鎌倉の地の風光と歴史についての記述がなされており、和歌も添えられている。これは、終着の京都まで続く記述であって、常に各地の風光・歴史について、あたかも「名所巡覧」のごとくに紹介するべく配慮されている。

『寐ぬ夜の夢』は、以上のように、紀行文形式をとった養生論であり、その内容については、同書の末尾に、「一此書は貝原翁の養生訓に本づきてかける也」(33)と明記してあるように、益軒『養生訓』の思想と内容をほぼ祖述したものとすることができるが、陰陽五行・風寒暑湿などの生理・病理論や飲食などの事項について触れつつ、東海道五十三次の風俗・地理・歴史・名所などを概説し、かつ和歌もふんだんに収められた、一種の娯楽書でもあった。そのような点を考量すると、『寐ぬ夜の夢』は、養生書であると同時に、通俗的な歴史地理紀行文としての教養書であり、読物としての文芸書でもあったと性格づけることができる。

3　娯楽・教養文芸としての養生論

前項まで考察したように、近世後期養生論の表現形式は、全体的には、解説調の平叙文によって記述されていたが、部分的には、韻文形式を採用したり、物語形式によって記述したものが出現しつつあった。

これらの傾向を、きわめて概括的にいえば、近世後期養生論における、保健論から近世娯楽・教養文芸への部分的変容ということになる。ここで、近世文学の全体像とその性格について詳述することはできないが、少なくとも、近世後期養生論と「仮名草子」との関係は、浅からぬものであったといってもよい。「仮名草子」は、近世初期(寛永期)頃より発達した文芸で、元禄期の「浮世草子」やそれ以後の請文芸の母体となったものである。江戸文学研究で著名な板坂元は、仮名草子の概念を、「仮名草子は、広義には舞の本・浄瑠璃本（これも大部分が仮名で書かれている）や古典翻刻あるいは学問書や純粋な実用書を除いた仮名まじり文の書物をいい、狭義には右のうちの文学的要素を持ったものだけをいう。」(34)と簡潔に定義している。養生書を実用書を仮定すれば、それは明らかに板坂の定義するところの仮名草子には含まれないことになる。だが、同時に板坂は、次のような重要な指摘をしている。

名所案内や仏教啓蒙書などでも文学的要素を持つものが多く、どの範囲までを文学的というかは、だれにもはっきりしない。このことが、仮名草子の性格を率直に物語るものでもある。すなわち、純粋に文学書を書くつもりで書かれた本にも、仏教や儒教の教訓の要素が混入するし、文学以外のものを目的とする実用書にも、文学的な要素が多く含まれる場合がある(35)。

この指摘は、まさに前項でみた『巨登富貴草』や『寐ぬ夜の夢』の性格の一側面を念頭に置いたかのようなものである。仮名草子は、まさに「文学と文学以外のものとが未分化の状態」(36)であったところの著述形態であったといえる。また、水田潤も仮名草子の未分化性について指南している(37)。

近世後期養生論と仮名草子の盛行とは、その時代において、約百年ほどの間隔があることから、近世後期養生論と仮名草子との間に直接的な参照関係があったか否かについては不明とせざるを得ない。だが、『巨登富貴草』『養生一言草』『心學壽草』『無病長壽養生手引草』など、「草」のつく養生論の題が多いことから、少なくとも間接的に養生論の執筆者が仮名草子の存在にふれ、その表現形式を模倣したことは考えられることである。しかし、近世後期養生論が、浮世草子や「読本」「洒落本」など、より時間的に近接した文芸と深い相関があったかといえば、それもやはり不明とせざるをえないが、否定的な印象は拭えない。なぜならば、板坂は、仮名草子における古典や儒教・仏教に関わる教養に注目して、仮名草子の作者には、浪人が多かったことを勘案しつつ、「この中で（浪人―引用者）、教養も高く文筆の才能のある者が仮名草子の作者となったわけである」(38)と記しているからである。浮世草子や読本などの著者は、武士階級の出身者もいたけれども、多くは町人階層の出身であり、既成の古典的な教養をもっていることは少なかった。そして、養生論は、医師を中心とした知識層が執筆者であったから、いかに浮世草子や読本・滑稽本が流行したとはいえ、西鶴のような人情重視の姿勢のみをとりえなかったことと思われる。したがって、近世後期養生論を、その表現形式の点から、日本文学史のなかに位置づけるとすれば、仮名草子と間接的に関係していたものということになろう。

とはいえ、それをもって、そうした近世後期養生論が、その表現形式のゆえに、大いに庶民に受け容れられたと判断するのは早計である。本節冒頭で述べたように、なお多くの養生論は、解説的な平叙文で表現され、「訓」「論」といった題をもったものが多かったし、近世貸本屋研究の第一人者である長友千代治も、養生論が貸本屋向きの本ではなかったのではないかとの推測をしている(39)。もっとも、後に述べるように、長友も活用している尾張の貸本屋大野屋の収蔵書目録には、多くの養生論が含まれていることから、少なからぬ読者のニーズがあったことは確かであろうが、それらが、その表現形式の故に読まれたのか内容的な関心によって読まれたのかは不明とせねばならない。

しかしながら、やや感覚的にいえば、「訓」「論」と題された、教訓的色彩の強い養生論よりも、「草」と題された、文芸的色彩の強い養生論の方が、当時さまざまな「草（双）紙物」に慣れ親しんでいた庶民にとっては、抵抗なく受け容れられたであろうことは推測に難くない。

いずれにせよ、本節では、近世後期養生論の表現形式の一部が、仮名草子との何らかの関係を予測させるものに変容していたことを示唆することにとどめておきたい。

2　近世後期養生論の内容

第四章第二節において考察された養生の思想的基盤と、本章第一節において考察された表現形式に依拠することによって、近世後期養生論は、当時の人々にいかなる内容を供給していたのであろうか。それを明らかにすることは、近世後期養生論の基本的性格を把握するうえで、不可欠かつ中心的な課題に他ならない。

近世後期養生論の記述内容については、第四章第二節においていくぶんふれたが、そこでは、主として総論的記述を中心に思想的に分類・領域化するうえでの検討であったために、養生論の内容を全体的に把握することは割愛した。

そこで、本節では、第四章第二節での思想的系譜についての考察を前提としつつ、そこからさらに横断的に養生論の記述内容を抽出して、分類し、それぞれの領域における共通性と多様性とを検討することにする。

以下では、まず記述頻度が高い、「人体の構造・生理・病理の認識」「飲食」「運動」「呼吸」「性欲とその抑制」「医療環境（含、服薬）」「精神衛生」については、それぞれ項を立て、その他の内容については、一括してその多様な実相を確認することにする。

1　人体の構造・生理・病理の認識

養生論の記述内容のなかで、人体の構造・生理・病理の認識は、それぞれの養生論における養生観と深く関わっており、すでに第四章第二節において、相当量の言及をおこなった。したがって、本項で記述すべきことと重複していることが多く、その意味では、本項は、それらの再構成の意味を含んでいるといえる。

近世後期養生論を含めた日本の養生論が当初依拠していたのは、いうまでもなく中国医学であった。その影響力は、まさに圧倒的なものであり、長く日本の医学体系を根拠づけた。

中国医学体系が内包していた解剖学（人体構造論）は、「五臓六腑」説であり、生理学（人体機能論）は「気血」説であった。そして、それらの統合をもとに病理学としての「風寒暑湿」説・「虚実」説・「七情」説などが立てられていた。これらは、いずれも古代中国の自然哲学とも言うべき「陰陽五行」説に基づいたものである。そして、それらは、『黄帝内経』を典拠として、神仙系医療体系や李・朱医学（金・元代の医学）に影響を与え、わが国の医学における、道教・神仙系医学や後世派医学を形成する際の基礎となった。『黄帝内経』に基づく後世派医学を排撃し、『傷寒論』を典拠とした古医方においても、「陰陽」説・「気血」説は取り入れられてた。

こうした理論は、近世後期養生論においても、当然継承されたわけであるが、一つひとつの養生論に、「五臓六腑」説・「虚実」説・「風寒暑湿」説などがすべて備えられていたわけではない。それぞれの養生論の執筆者によって、「五臓六腑」説に重きを置く者、「陰陽」「虚実」説に重きを置く者などさまざまであった。

『黄帝内経』の理論体系を基礎とする後世派の養生論は、最も体系的に東洋医学の古典としての『黄帝内経』の解剖・生理・病理説を祖述している。前章で取りあげた谷了閑『養生談』における病理観、すなわち心・肝・肺・脾・腎・の五臓が、火・木・金・土・水の「五行」に対応し、さらに春・夏・秋・冬・土用の五季節が、やはり肝・心・肺・腎・脾の各臓器に対応して疾病の季節性が決定され、それに怒・喜・憂・恐・思の精神状態のあり方が関わって、また疾病を決定するという理論は(40)、その代表的なものである。こうした病理観に基づく故に、養生観の基本は、四時(土用を含めれば五時)の変化によってもたらされる「風寒暑湿」を防ぎ、「怒・喜・憂・恐・思・驚・悲」の七情を統制して、精神を安定させることに求められるわけである。本井子承『長命衞生論』において、「養生といふは、風寒暑湿に用心して、飲食色慾をつゝしむ事なり。」(41)と記述されていることは、まさにそれを象徴している。伊東如雷『攝養茶話』も、最も後世派的な養生論の一つであるが、そのなかで如雷は、「人間は本来天地の精氣を受生れたる小天地なれば、常に天の道地の理に法、勤時は則天地の道に従ひ、合ふ故自然と災難も除き、歯得倶尊、子孫も長久に栄べき也」(42)と記している。ここには、人体の構造と機能を「小天地」として把握しようとする思想が表れている。それは、自然と人間を同次元、同原理でとらえる、朱子学の「天人合一」論に他ならない。

こうした後世派養生論の観念的な人体認識に対して、古医方系養生論は、実証的に現象レベルで人体を認識しようとした。もちろん、古医方系養生論にも、「陰陽」「虚実」の概念は用いられている。しかし、古医方における「陰陽」概念は、『黄帝内経』、あるいは陰陽五行説における「陰陽」概念と比べると、より狭義で、「陽証」「陰証」のように病症の説明概念として使用されている。「陽」は、「熱」とも表現され、体温上昇・神経系興奮・代謝機能亢進などの状態が認められるものであり、「陰」は、「寒」とも称され、体温下降・神経系弛緩・代謝機能低下などの状態が認められるものである。古医方系養生論では、このような「陰陽」観がとられていることが多い。例えば、小川顕道『養生嚢』では、

熱症の病人にきぬあつく着せ、口へ生冷の類の物をすこしもあたへず、禁止する事を、俗人は勿論醫者も是とこゝろゑたる者多し(43)

されども揺動するものは陽氣つよしと心得べし、車夫輿隷がともは、冬月も裸にて汗をながすごとし(44)

地に南北高低あり、人に少壮貴賤あり、病に虚實寒熱あり(45)

と述べられている。その論理は、「五蔵運気」論などの観念論ではなく、「陰陽」「虚実」「寒熱」を人の病症としてとらえる実証的な現象論である。こうした生理・病理論は、まさに古医方の聖典とされた『傷寒論』のものに他ならない。だが、その古医方においても、人体の構造についての認識は、後世派とほぼ同様の「五臓六腑」論の立場に立っていたと考えてよい。

後世派・古医方の二大学派の解剖・生理・病理説の大要は、以上のようなものであるが、神仙系・心学系・国学系の各養生論の解剖・生理・病理論も、おおむね「陰陽」「気血」「寒熱」「五臓六腑」などの諸概念によって諸概念によって説明されている。中国医学の圧倒的な影響を蒙った日本の医学理論に基づいて養生論が著述される場合、それがいかなる思想的範疇に属していたにせよ、前述のような基本的概念を用いずに著述することはほぼ不可能であったとみられる。

そのような状況は、蘭学に基づいて養生論が著述されるに及んで、異なったものとなる。前章で取りあげた、杉田玄白、陸舟菴、水野澤齋の著した各々の養生論、あるいは高野長英・岡研介によって翻訳された『蘭説養生録』（原書はフーフェランドの著であったと推定されている）などの蘭学系の養生論は、程度においてはさまざまであるが、近代西洋医学の理論体系を受容している。

杉田玄白『養生七不可』は、すでに前章で述べたように、後世派的な色彩を残した養生論であるが、さすがに人体の構造・機能については、血液は飲食化して成り、一身を周流し晝夜に止らざる事、河水の止らざるが如し、此内より阿蘭陀にて、セイニューホクト、と名づくる物を製し出す、漢人の氣と名づくるもの是なり……此二物の妙用によって生涯を保つ事衆人異事なし然れども日々に生し日々に増のみにては害ある事故、天より主る物を備へ内よりは臓腑在て是を分利し、其色を変化し、外には九竅をまうけて其物を泄す上より出るものは、痰唾涕涙の類、下より出る物は小便其糟粕は大便となして棄去り、其精の着氣となる物は鼻より天の大氣を吸入し、呼に従て此物を兼て鼻口より泄す、其他は一身腠理より霧の如に泄れ去る(46)

と記して、近代西洋医学における循環・消化・呼吸・排泄の各作用の知見に関して、基本的理解を示している。だが、病理学的認識に関しては「氣も是によって閉塞し、……百病を生ずる因となるなり」(47)という理解にとどまっていたことは、前章でふれた通りである。

水野澤齋『養生辨』も、伝統的な「陰陽」「気血」「虚実」「風寒暑湿」といった東洋医学の基礎概念を用いて病理をとらえているが(「吾門心熱肝熱胃熱の三熱を恐る丶者は、邪熱風熱血熱虫熱積熱など諸病とも熱ある病多しといふも……」(48))、解剖学的認識については、同書後編で「一解體新書に曰……」(49)とあるように、明らかに近代西洋医学の知見を受容している。「目」についての記述を例にとると、目の見ゆる訳を考ふるに、眼珠の表膜を玲瓏と云、至て透通りて光る膜なり、其次に水様液あり、其次に水晶液あり、其次に硝子液あり、此水様水晶硝子の三液は、色白くして透明也、其底に脈様膜とて、暗黒き膜あり、彼の透明三液の光を、此暗黒き膜に受て、萬物の黒白大小善悪邪正尽くよく写すなり(50)

と記述されており、眼球の構造について、近代的できわめて実証的な認識に達していることを示している。

さらに、陸舟菴『養生訓』に至っては、その解剖・生理に関する認識は、近代医学の知見と比較してもさほど遜色はない。同書の循環についての記述を例にとると、

一、血は全て全身の體質を補給する者なり、其出納の府は心臓なり、胸脇の中央に在り其形上豊大にして下狭小左右両房に分る、頂上より四條の大脈管を生す、左房より出る者一は大動脈管、一は肺静脈也、右房より出る者は一は大静脈管、一は肺動脈管也、……左房の血大動脈管より出て次第に分流して全身に瀰漫し各部の形質に随而物質を分泌して其部を補給し、又體中無用の物質を分離して體外に排洩す、己に其用を經し老廢の血は転して静脈の末梢に入る、静脈の血は其末梢より動脈の血を受け次第に転輸逆行して根本大静脈管に遡り遂に心臓の左房に入る、其血復右房より肺動

脈管を出て肺中に瀰漫し呼吸に随て血中の炭氣を呼出し、大氣中の生氣を吸収して再び新鮮活潑の血となり、肺静脈より左房に還る往来循環の端無が如し(51)

と記されている。そこでは、体循環・肺循環・ガス交換の知見が明確に示されている。

また、神経についての記載も、

神經は脳髄と同質にして白色の線條なり、視聴嗅味知覺を主る視は眼に彩色を見る也、聴は耳に声音を聴く也、嗅は鼻に臭を嗅ぐなり、味は舌に甘い鹹を味ふなり、知覺は全身諸部に寒熱痛痒を知り覺ゆるなり、是を人身の五官と云神經の根本は脳髄と脊髄より出脳髄より出る者十二対、脊髄より出る者三十対、幹より技を分ち枝より椏を分ち全身に蔓衍す、……是神經は知覺運動の二神經相合して一塊を成し、更に多少の幹枝を生し蔓衍して飲食消化血液製造等一切體質補給を主る(52)

とあるように、きわめて近代的であり、同書の知見が最新のもの、おそらくは宇田川玄眞『醫範提綱』に依拠したものであったと推定される(53)。

だが、それほどに近代的かつ西洋的な人体認識に到達しているのにもかかわらず、疾病の基本的認識に関しては、陸舟菴は、「抑疾病に虚實の分急慢の別あり、一病且始終の通別あり」と記して、なお伝統的な「虚実」論に拘泥している。

以上のように、近世後期養生論における人体の構造・機能・病理についての認識は、後世派に代表される在来の思想に基づいた養生論の場合、伝統的な東洋医学の基礎概念である「陰陽」「気血」「五臓六腑」「虚実」等を用いて説明されているのに対し、蘭学に基づいた養生論の場合、蘭医学書と解剖の経験に依拠した知識を用いて説明されている。

だが、すでにみたように、人体構造の認識（解剖学的認識）と人体機能の認識（生理学的認識）の程度は、かなり差があるし、機能異常の認識（病理学的認識）においてはさらに異なった状況にある。

一般に、在来の医学思想に基づいた養生論では、人体構造についての認識は、「五臓六腑」論で尽きており、感覚器や神経などの構造については未知であった。それに比して、生理・病理論については、第一章や本項でみたように、「陰陽」「虚実」「五行相剋」などの理論体系で説明されている。これに対して、蘭学に基づいた養生論では、生理、病理に関する記述は、在来の東洋医学の概念を援用している場合が多い。

したがって、日本の医学理論が近代化・西欧化されていく過程は、まず解剖学的認識について西洋化が起こり、次いでそれらの認識をもとに生理学的認識が近代化され、最後に病理学的認識が近代化されるという順序をとったと推測される。一般的に考えても、可視的な事物・現象については早期に認識の枠組が変容するし、不可視的な現象に関してはアド・ホックな概念や抽象的な説明概念を用いて曖昧化することが多い。

それに加えて、解剖学的認識や生理学的認識を獲得する際にも、杉田玄白『養生七不可』でみられたように、神経からの分泌物質を「気」と把握するような、既成の概念を現実の事象の説明概念として用いることによって、論理的に調和させ、理論上の矛盾を回避している。

このように、近世後期養生論における人体に関する諸認識は、『解體新書』の翻訳や、わが国で初めてこんにちの医学用語の原型を創った宇田川玄眞『醫範提綱』の著述（文政一〇年＝一八二七年）に刺激されて、解剖学的認識を中心にして、伝統的な養生論の一部を含めて、実証的なものへと移行していったが、生理学的認識の一部や病理学的認識においてはなお東洋医学の基礎理論に依拠していたとみられる。

2　飲食

(1)　後世派の飲食観

近世後期養生論に限らず、養生論において飲食に関する記述は、精神衛生とならんで最も多く触れられ、かつ全体に占める分量も多く、重点が置かれた内容であった。化政期には、文化一二年（一八二九年）に小説家高井伴寛（蘭山）によって著された『食事戒』や、天保七年（一八三六年）に高松芳孫によって著された『軽食微言』など、飲食に記述の的を絞った養生論も刊行されるようになっている。元来、養生の「養」の字は、「食」に「すすめる」という意味をもつ「羊」を冠した形声文字であり、「食事をすすめる」という意味をもっていた。このことのみを考えても、養生における飲食の重要性は明らかである。

およそ養生論である以上、程度の差はあれ、いずれも飲食に関して、相当の紙幅を割いて詳細に論じているが、大部分の養生論が「節食」「粗食」を主張している。「節食」「粗食」の強調は、貝原益軒『養生訓』に典型的に表れているのだが、近世後期においてもその状況は大きく変っていない。

さきにあげた『食事戒』は、当時の食のあり方についての基本的な見解を示している。その要諦を表した部分を示せば、以下のようになる。

食は人の生命を保つの元なれば、平常の愼第一なり、むかしは毎日の食に定れる數なく、……然るにいつの比よりか、毎日三度づゝ食すること、貴賤男女の通例とはなれり、しかれば三度の食、大率の量を定め、腹に足を期として、必ず飽満すべからず、食過る時は起居懶惰になり、身を動ざれば、食いよ〳〵消化ず、病をなすの始なり、大食宿食は云も更なり(54)

この記述は、養生論の飲食に関する記述の多くの立場を集約しているととらえてよい。以下にいくつかの養生論における飲食に関する記載をあげてみよう。

杉田玄白『養生七不可』

「飲食の二つは其品を賞し、其味を樂しむ爲にあらず、唯是を以て一身を養ふ為に飲み食ふものなり……若度に過る時は養に剰餘あり、その余る所の物ぜん〳〵に穢物となり、終には病を生るの因となる、古人も守口如瓶と箴たり、故に飲食は度に應ずるをよしとす」(55)

「食は五味の調和を賞すといへども、食に対して品数多く交へ食ふべからず」(56)

谷了閑『養生談』

「脾胃ハ水穀ノ海ニシテ食ノ腑ナレドモ少食ハヨク五臓ヲ養フ、大食スレバ溢レテ必瀉下ス、是ヲ世事ニアテテ見レバ多欲ハ身ヲヤブリ、少欲ハ身ヲ助クルガ如シ」(57)

淺井南皐『養生録』

「一人身は脾胃の氣の順るを養生の根本とするなり此氣能く順るときは五臓六腑の運行滞りなく精氣神の三つの物全く守りて病をなすの因縁なし故に先飲食を節にするを第一とするなり平食は大概己が働きの分量を考えて食量を定め置き過食すべからず我腹中に應ずる品を考へてよき程に食ふべし」(58)

本井子承『長命衞生論』

「食養生は、脾胃の傷ざるよふに、心がけるがよろし」(59)

「五臓のうち、脾胃が生の元也、一切の食脾胃へ受て消化、其精液を頭頂手足までも運て、元氣と成、脾胃は食おゝければ傷て消化悪、運化滞、元氣とはならず、元氣は食によるべし、故に脾胃を大事にするが肝心也」(60)

「身を養ふは食なれども、食よく身をそこなふ、とかくすくなめに食すれば害なし」(61)

松本遊斎『養生主論』

「萬の食物過食するは不養生の第一なり三度の食事も椀數を定め重菜ならば飯を減ずべし」(62)

これらの記述は、杉田玄白と松本遊斎を除けば、いずれも後世派ないしはそれに近い人々の論であり、玄白や遊斎の場合も後世派の要素を多分に残している。そこでの飲食論は、いずれも過食を戒しめ、美食を避けるべきことが主張されている。そして、飲食行為は、「よき程」つまり節度をわきまえて飲み食いすることが可とされていた。また、玄白の「品數多く交え食ふべからず」の主張にみられるように、多種複数の食品を同時に食することについても消極的な見解が示されていた。

さらにもう一つの特徴は、飲食は「脾胃」によって司られていると論じられている点である。この「脾胃」論は、後世派医学の生理説のなかでも代表的なもので、「脾胃」の「気」を保つことが、後世派養生論の主要課題であった。「脾胃」論とは、単に一般的な生理・病理説であるばかりでなく、特定の人物によって論じられた学説でもある。

「脾胃」論は、元代(一二七九年~一三六八年)の医家である李杲(李東垣)によって主張された病理説であり治療理論である。金代(一一一五年~一二三四年)から元代にかけて、「金元四大家」といわれる医家が自らの病理説・治療理論を提唱した。金代の劉河間(劉完素)は「寒涼派」とよばれ、火と熱が病因と考えて寒涼の薬剤を用いたし、その影響をうけた張子和は汗・吐・下の三法を重視し下剤の活用によって毒素の排出を図ったので「攻下派」とよばれた。李東垣は、劉河間や張子和のような積極的・攻撃的な治療理論に対して、「脾胃」の力を補い元気を復活させることに重きを置いた。その理論は「補土派」ないしは「温補派」ともよばれた。李東垣の治療理論は「補中益気」説とも称され、「補中益気湯」とよばれる独自の薬方をよく用いた。李東垣の主著の一つは『脾胃論』と題されている。さらに、これらの三者の説をうけて、元代末の朱丹渓（朱震亨）は「陽有餘、陰不足」という理論をもとに陰を補うことを主張したため、「養陰派」と称された。すでに述べたように、李東垣と朱丹渓の説をあわせて医学史上は「李朱医学」と称し、後世派養生論の基礎となったのである。

後世派養生論の食物観は、「陰陽五行」説と対応してきわめて観念的である。例えば、「脾胃」論との関係でみると、本井子承『長命衛生論』には、

脾胃は温燥を好とて、あたゝか成もの、かわきたる物、炒たる物の類おゝく食する事よろしからず、是脾胃に入てほとびふゑるゆへ也(63)

脾胃は、濕をにくむとて肉食たへず喰は、脾胃の爲には悪し(64)

との記述がある。そこには、陰陽五行説による脾と胃の五行配当から演繹的に、温・冷・燥・湿の性を決定し、食物の可否を定める論理が存在している。同様に、谷了閑『養生談』でも、「春ハ木ノ旺スル

時也、脾胃木ノ剋ヲウケテ死ノ位也、酸キ物ヲバ用捨ノ心有ベシ、一向ニ思フベカラズ少辛キ物ヲ以肝氣ヲオサヘ肺ニカヲソヘ脾胃ヲ補テヨシ」(65)と記されており、五行配当による食の選択が明確に志向されている。

このように、後世派もしくはそれに近い養生論における飲食論は、その内容のなかでもきわめて重要な位置を占めており、最も重点が置かれて記述された内容であった。そのことを裏づけるかのように、後世派とその周辺の養生論のなかには、膨大な食品目録を含んでいる著作がある。淺井南皐『養生録』の「巻之下」は、それ自体「飲食篇」と題され、飲食に関する事項のみを扱っているのだが、総論的な記述はごくわずかで、大半は食品の解説となっている。それには、「禁好物篇」「禁物篇」「相反篇」「餌食篇」の四篇に分かれ、「一麺類　血熱の病脾胃の病には禁ずべし冷麺は猶更なりうどんは少々くるしからす……」(66)「一酢　常躰の病人には無用薬食には用ゆる症有」(67)のように、各々の食品の適応や禁忌について詳細に記述されている。また、後世派の影響を多分に残した古医方系養生論である松本遊齋『養生主論』でも、「下編」は「食性篇」と題され、「穀部」「魚部」「鳥部」「獣部」「菓部」「菜部」の各項に分かれ、各々適応と禁忌について記述されている。

この食品の適応と禁忌に関連して注目すべきは「食禁」についての記載である。「食禁」に関する記載は、いわゆる「食い合わせ」と称される「同食禁」や久しく同じものを食することを禁ずる「久食禁」、多く食べることを禁ずる「多食禁」、食べる月を禁ずる「月禁」などの種別があった。これらの「食禁」は、当然のことながら陰陽五行説に基づく相生相剋の関係によって決定されている。

例えば、益軒『養生訓』では、多く食べてはならない物として、餻、餌、糉、寒具、冷麪、麪類、饅頭、河漏、砂糖、醴、焼酎、赤小豆、酢、豆油、鯽魚、泥鰌、蛤蜊、鰻鱺魚、鰕、章魚、烏賊、鯖魚、鰤魚、鯐鮧、海鰌、生菜菔、胡蘿蔔、薯蕷、菘根、燕菁、油膩の物、肥濃の物の三三種類をあげている。「同食禁」についても、益軒『養生訓』には主な禁忌事項があげられている。そのいくつかを例示すれば次のようになる。

猪肉に、生薑、蕎麦、胡荽、炒豆、梅、牛肉、鹿肉、鼈、鶴、鶉、をいむ
牛肉に、黍、韮、生薑、栗子をいむ
鹿に、生菜、鶏、雉、蝦をいむ
魚（の）酢に、麦（の）醤、蒜、緑豆
蟹に、柿、橘、棗
銀杏に鰻鱺
紫蘇茎葉と鯉魚(68)

これらの食禁の実態から、当時の食習慣としては、「薬食」などの理由づけによって、少なからぬ程度で獣肉類が常食とされていたことが窺われる。

本井子承『長命衛生論』「上之巻」にも、「喰合用心の事」の項があり、六四の「同食禁」があげられ

ている。たとえば、

一　あわとあんずのさねをいむ
一　あさつきに鯖をいむ
一　からしに鶏と鮒をいむ
一　すっぽんにさとうをいむ
一　南瓜に鯰魚をあわせ食すべからず
一　銀杏にうなぎ

などと記されている。益軒『養生訓』と同主旨の禁忌が少なくない。また、『長命衛生論』では、「喰合用心の事」の項の次に、「早速の毒けし」の項があり、

一　魚のほねのどにたち、あるひはやぶれたるには、よもぎの葉を酒にてせんじのみてよし
一　うるしにまけたるには、生の蟹をすりくだき付てよし
一　めんるいのどくには大こんの汁よし

などの毒消しの方法が述べられていた。これらの方法がどこまで具体的に有効であったのかは定かでは

ないが、単に禁忌のみを述べるのではなく、救急の対応をもあわせて論じている点は注目される。

同食禁に関する膨大な規定は、長くわが国の食物観のなかにあって支配的であった。この食慣行の現実的意義については、すでに近代医学の検討の埒外ではあるが、これら同食禁が規範化することによって、とかく放縦になりがちな飲食生活を「粗食」ないし「節食」の方向へ導いていくことが可能であったのではあるまいか。その意味で、食禁は飲食生活のペースメーカーの役割を果たしていたと考えることができる。

(2) **古医方養生論の飲食観**　この同食や陰陽五行説に基づく後世派養生論の飲食観に疑問を投じたのが、古医方系の養生論であった。小川顕道『養生嚢』では、

毒斷の事醫者よくいふ所なれど、さのみかれは是はと、心をくるしめ穿鑿する事にはあらず、常に腸胃に熟習せし物は有毒の物もあたらず、俗にも好物にたゝりなしとへり(69)

と記されており、後世派的な観念的食物観を否定し、ややラディカルではあるが、現実的で楽観的な食生活を承認している。

さらに、純粋な古医方系養生論である中神琴渓『生々堂養生論』では、伝統的な「脾胃」論も、「青表紙ニ脾胃ヲ論ズルコト詳ニシテ脾胃虚シ脾胃損ズルヨリ起ル病ノ多キコト皆人ノ知ル所ナリ、天地表

紙ヲ見ルニ脾胃ハ虚セズ損ゼヌ者ナリ」(70)と明らかに否定されている。そして、さらに、

乞食モ本ハ人ノ子弟ナリ、此ヲ見ルニ醫書ニ反シテ飢飽節ナキナリ、人食ヲ多ク與ル時ハ明日ノ飢ノ知レザル故ニ大ニ飽食ス人不與日ハ大ニ飢ユ、暑氣ノ時分ハ多ハ餧タル物ヲ貰テ食ス、……然レドモ一人モ脾胃虚脾胃損ノ乞食ヲ見ズ(71)

と記述されており、現実生活の中では「脾胃」論が無意味であり、拘泥する必要のないことを示している。極言の感はあるが、明快な認識である。

このように、古医方系養生論は、「脾胃」論に対しては総じて否定的なのであるが、実践論としての「節食」論は否定されていない。例えば、幕末期の古医方系養生論である、山下玄門『養生新語』でも、「すべて養生の極秘は過食を禁ずるにあり、宿食停滞すればおのづから積聚をなす、病發するに及んでは彼の売薬醫師の手に触れて、病毒を加増する事尤多し」(72)とあるように、「節食」論を支持している。

では、蘭学系養生論の場合はどうか。杉田玄白『養生七不可』の場合には、すでにみたように「節食」「粗食」論をとっている。陸舟菴『養生訓』の近代的性格については前章でふれてきたが、節食に関しても、陸舟菴は、

凡人間の食物五穀蔬菜獣蟲魚其品類極めて夥し、然れ共穀肉共に其純粋の滋養分は護謨華児斯砂糖

の三質に過ぎず……故に専ら肉類を食ふも又穀類蔬菜のみを食ふも身體を養ふ所の元質に至ては皆同物なり、此理を知らざる者は西洋人の如き専ら肉食する人は穀食の人とは其體質異なるよふに思ふは大なる誤なり(73)

と述べて、栄養素に関する認識を示して、従来支配的であった「肉食忌避」論に対して疑問を投じている。だが、食生活の実践については、

蓋し腸胃は全身を營養する根本の地なれば常に大切に保護營養して壮健ならしむるを以て養生の先務と爲すなり(74)

一、食物は膏梁と粗粉とに論なく、總じて過飲を禁ず、過飲すれば腸胃之を消化せんと欲し非常に其力を勞し遂に衰弊して盡く之を消化する事能はず(75)

とあり、やはり「節食」論を説いている。

また、解剖学的認識において西洋的であった水野澤齋『養生辨』でも、「一古語に禍ひは口より出、病は口より入といふ、……病の発る多くは飲食の節ならざるによる」(76)と、やはり「節食」論が展開されているが、

又古より人の用ひ来りし食物毒となるもの一物もなし、唯喰ひ過すゆゑに毒となる(77)

尤空腹なれば何程でも喰ふべし(78)

一諸の食物口に美味とおもふ品はその人の腹に應じたる食物にして毒なし、諺にも好物に祟なしと云これ也(79)

と記されており、食物の能毒説については明確に否定されている。

以上のように、蘭学の影響を受けた養生論も、古医方系養生論同様、食品に関する能毒説は否定的にとらえているが、依然として「節食」論は踏襲されていた。

したがって、近世後期養生論における飲食観は、「節食」論をとることにおいては、各々の養生論でほぼ共通しているが、食物の能毒、あるいは「同食」についての見解は、後世派養生論における肯定的姿勢と、古医方・蘭学系養生論における否定的姿勢に二分されるものであったとすることができる。

(3) ゆらぐ節食・粗食論

だが、全体的にみれば、「能毒」説や「粗食淡味」論は衰退しつつあったととらえてよい。何故ならば、伝統的な「節食」「粗食」論を展開していた後世派養生論のなかにさえ、「美食」を説く著作が、近世後期に現れていたからである。文化一二年（一八一五年）に和泉堺の医師近藤隆昌によって著された『攝生談』は、李東垣の説に傾倒して著されており、後世派の「脾胃」論を承認した養生論である。同書の記述の中心が、「脾胃調養之法十八條」の項にあることもそれをよく表している。「脾胃調養之法十八條」では、「脾胃」を養うことの重要性を説きつつも、「一夫脾胃ヲ調養スルノ法ハ兎角滋味ヲマジヘテ美味ヲ食スベシ必ズ淡味ノ物ヲ多ク食スベカラズ還テ脾胃ヲ損ス」(80)と述べられており、「大名モ農工商ニ至ルマデ美食媛酒ヲ事トシテ、身ノ働キノナキ人ハ病ヲ受ケテ害多シ」(81)（谷了閑『養生談』）のような従来の後世派養生論の飲食論とはほぼ対立した見解を明らかにしている。これによって、少なくとも化政期に、それまでの「脾胃」論からは脱却した新たな「飲食観」が提唱されつつあったことには注目せねばならない。

さて、近世後期養生論に表れた日本人の食物に関する認識は、淺井南皐『養生録』、松本遊齋『養生主論』、あるいは近藤隆昌『攝生談』の食品目録とその解説に代表されるように、その経験的知識については膨大な蓄積がなされていて、博物学的には高い水準にあったといえる。それには、近世実学として「本草学」が発展していたことが強く影響したことは論をまたないことであるが、それとともに、庶民の「食」に対する関心もまた少なからぬ影響を与えていたと推定される。近世中期以降の農業生産力の向上と商品作物の多様化は、経済史において指摘されているところであるが、それらの趨勢が、庶民の食に対する関心を高めたことは、近世中期以降の庶民の副食物の多様化の事実からも検証できる。それゆえ、養生論における飲食論も、「節食」「粗食」一辺倒では、高まる食への関心に対応できなかったと思われる。古医方系や蘭学系の養生論はもちろん、後世派養生論でさえも、かろうじて節食論は堅持しつつも、粗食論や陰陽五行説に依拠した食物観は、徐々に修正していかざるをえなかったと考えられる。

3　運動

(1)「戸樞不蠹　流水不腐」　運動に関する記述も、飲食論とならんで、養生論における中核的な内容である。そして、多くの養生論、それは近世後期という限定された時期のみならず、『醫心方』から益軒『養生訓』、そして幕末期の養生論にいたるまで、ほぼ共通した論理で記述されており、養生論に含まれている諸々の内容のなかで、最も統一的な見解が示されている内容であるとしてもよい。いうまでもなく、化政期を中心とした近世後期に時期を限定しても事情は同様である。

養生論において、運動について論じる場合にしばしば引用される語句に、「戸樞不蠹　流水不腐」がある。この語句は、中国秦代の思想書である呂不韋『呂子春秋』から採られたものであるが、この一説が、益軒『養生訓』をはじめ、多くの養生論で、運動の重要性を強調する際に引用されていることによって、いかに養生論の運動に対する基本的見解が共通したものであったかがわかる。

以下、近世後期養生論におけるこの語句の引用例をみよう。

鈴木朖『養生要論』

「華佗が言く、人体は労働を欲す流水くさらず、戸樞むしはまずといへり、されば士農工商其父兄たる者は、皆其職分家業に勤労して、……」(82)

本井子承『長命衞生論』

「戸の樞は常に動ゆへに虫いらず、朽ざるといへるにて、其外道具衣類にても、常にうごかせば、くちず虫いらず、つよく動ば破損、人のからだも労働身をこなせば、腹よくすき食味甘氣血よく順て、病おこらずといへる也」(83)

伊東如雷『攝養茶話』

「宋程正敏曰、曩時は老人飯後必散歩、欲揺動其身、以鎖食也、故後人以散歩、爲消揺、呂子曰、流水不腐、戸樞不螻とは能く動ばなり」(84)

河合元碩『養生随筆』

「養生の道は心身を運動するに如はなし猶戸樞の朽さるかことし天地日月の右旋左旋常に運動して已むことなき故に奇妙無量壽也」(85)

谷了閑『養生談』

「大名モ農工商ニ至ルマデ美食煖酒ヲ事トシテ、身ノ働キノナキ人ハ病ヲ受テ害多シ、農人ハ春ハ耕シ夏ハ耘リ秋ハ穫、……工商モ亦其職々ニ隙ナケレバ此等ノ責モ嘗テ寡、御咎ハ大名富貴ノ上ニコソ飽マデ多ク侍リキ、戸樞不蠹流水不腐、タトヘヲ顧テ飲食ヲ節ニシ、……食後ノ行歩兵法ヤ馬ヲ自路ニ乗テヨシ」(86)

多紀安元『巨登富貴草』
「是則流水朽ず戸樞蠹ざるの道理にして、人は専勤むべき事をつとめて怠る事なき時は百脈流通し、生氣暢舒するが故に、無病息災にして壽命長久なる事斯のごとし」(87)

以上のように、「戸樞不蠹　流水不腐」の一節は、主に後世派養生論を中心として頻用されている。そのことによって明らかなように、近世後期養生論においても運動が養生法のなかで占めた位置は高い。

(2)　**運動と労働**　ただし、ここで考量しなければならない点は、「戸樞不蠹　流水不腐」の引用は、二つの視点から解釈しうることである。一つの解釈は、いうまでもなく、健康を維持するために身体活動を推奨するという論脈で読むことである。前述の引用では、『攝養茶話』『養生随筆』がそれにあたる。もう一つの解釈は、その記述を勤労の推奨という論脈で読みとることである。『養生要論』『長命衛生論』『養生談』『巨登富貴草』における引用は、いずれもその解釈があてはまる。つまり、養生論における運動は、純粋な意味での身体動作の側面と、人間の生活行動としての「労働」の側面とがともに含意されていたとすることができる。

この点について、小川顯道『養生嚢』では、「又保養の説に流水くさらず、戸樞虫くはざるは動ばなり」(88)と、例の一節を引用しているが、その前の文で、「華佗の曰、人体欲得勞動但不当使極耳といへり」(89)と記している。顯道が引用した古代中国の名医華佗の言のなかに「勞動」なる熟語が用いられていることに注目したい。この語は、「動く」ことが「労」つまり「はたらく」ことと表裏の関係にあるものとして、中国ではとらえられていたことを示していよう。わが国の養生論のなかで、その熟語が継承されていること、そして、「働」という字が「人が動く」という意味で作られた国字であるということから考えて、養生論において、「戸樞不蠹　流水不腐」の一節が用いられている場合、前述の両側面が含まれていることは明らかであるが、どちらかといえば、「労働」すなわち「皆其職分家業に勤労して……」という点に比重がかけられて使用されていたと考えてよい。

(3)　**運動法としての「導引」と武芸**　では、近世後期養生論において、健康維持のための純粋な身体動作については、どのように記述していたか。これについても、いくつかの養生論のなかの記述を列挙して、その特徴をみておこう。

鈴木朖『養生要論』

「もろこしの醫者の内に、我が殊に心服したるは、華佗なり、用薬不過数種、といふ事、薬のあまり益なきことを善知たる是第一の卓見とおもはる、又五禽の戯至てよき趣向也」(90)

田中雅樂郎『田子養生訣』

「體は常に運動すべし、躁しく動作すべからず、坐臥久しければ氣血のめぐりを妨ぐ、坐臥常に足の指を屈伸して怠べからず、運動第一の要法なり」(91)

本井子承『長命衛生論』

「蒙求、華佗五禽戯といふ事あり。是養生のため身をうごかす事なり、華佗は後漢の人にて、名醫奇妙の醫師也」(92)

淺井南皐『養生録』

「導引按蹻の術の事は古へより氣を順らす最第一の良術なり」(93)

「凡そ人身は陽氣の生々する理を尊む故に運動止されば病生する事すくなし陽氣いささかも滞るときは病生す古へ華陀の五禽の戯と云も按蹻の一術にして陽氣を順らす工夫なり」(94)

これらの養生論の記述のなかでふれられている華佗の「五禽の戯」とは何か。これについては、本井

子承『長命衛生論』に、

吾一術あり五禽の戯と名づく。一に曰虎、二に曰鹿、三に曰熊、四に曰猿、五に曰鳥一に曰虎はよくかけりあるくなり、二に曰鹿は情のふかきものなれば、情の道をおもうふの形、三に曰熊は力をよくするものにて心ゆたかなり、四に曰猿は木にのぼりて、身をかろくつかふ意なり、五に曰鳥は高くとんで心ゆふ〳〵とたのしむ形、いづれも心をゆたかにして、ひとり身を心よくうごかして、身をこなし、氣血をめぐらすよふにする事にて是を五禽の戯といふ(95)

と説明されている。この説明にあるように、「五禽の戯」は動物の動作を模倣して体を動かす運動法であると考えてよい。この「五禽の戯」は、『長命衛生論』でも述べられているように、後漢の外科医華佗の作と伝えられているが、道教・神仙術のなかに伝わった「導引」の一種である。

第一章でもふれたように、「導引」は、養生において中心的な運動法であった。中国大陸には導引の技法書は夥しく存在したが、とくに中国隋代の大業六年（六一〇年）に巣元方らが勅命により撰した『諸病源候論』のなかには多数の導引があげられており、後世しばしば引用された。江戸期に入ると、日本でも導引の解説書が著されるようになった。慶安元年（一六四八年）の林正且『導引體要』、宝永四年（一七〇七年）の大久保道古『古今導引集』、正徳三年（一七一三年）の宮脇仲策『導引口訣鈔』、喜多村利且『導引體要』（図附録二巻）などの著作が相次いで著された。

近世後期養生論においても、導引の重視は同様であり、神仙系養生論を中心にして導引が多く取りあげられている。わけても、最も詳細に記述しているのは、田中雅樂郎『田子養生訣』である。同書の「修養必用十八段」の項に含まれている一八の小項目のうちその半数が按摩・導引に関するものであることは、第四章第二節で述べた通りであるが、同書では、「按摩（摩擦）」と「導引」が、きわめて深い関係にある技法としてとらえられている。「修養必用十八段」の中の「摩擦掌」の項では、「摩擦導引は掌を先にすべし」(96)と述べられ、摩擦と導引をほぼ同じ技法として把握している。また「導引」の項では、導引を、

関節を通利し筋骨を煉るの術なり、正座して項を縮め、肩を聳し忽首を伸べ左右に顧、又托天し前後に張て肩を動し、拳を握り固め力を充しめ前後に張て旋転し、左右に弓を開く状のごとくとし、立て反張し、又九拝する状のごとく柱に対して、登るごとく抜ごとく引如く押如く千状萬體せざる所なく動作屈伸を極め百節運動通利を主とす、坐も臥も立も歩も皆導引なり、従容和緩にしてこれを爲すことを要す、工夫して妙を得べし(97)

と説明している。この記述のように、養生論における導引は、身体を屈伸・回転させて身体の各部の関節を動かして健康を保とうとする技法である。

また、同書には、「老子導引四十二勢」「婆羅門導引十二勢」「赤松子導引十八勢」「鐘離導引八勢」「八

段錦法導引」「萬壽仙書云五禽」「胡見素五臟導引十二勢」「遵生八牋所戴四時導引」「靈劒子陳希夷二十四節導引」などさまざまな種類の導引があげられている。

ここで導引法にその名が冠せられている「赤松子」とは中国古代神農のころの雨師で後に崑崙で仙人になったと伝えられる。八段錦法は幼眞道士の創始で養生論『遵生八箋』の編者高濂が補註したとされる。胡見素は唐代の女道士で名峰太白山に隠棲し、『黄庭内景五蔵六府図』を撰したと伝えられる。そして、これらの導引法が文献の間で相互に引用され、普及していった。

これらはいずれも中国の道教・神仙系養生論に所収されている導引法で、ことに「五禽之戯」や「老子導引法」等の成立時期の古いものは「古導引（古法導引）」と称されている。これらの導引に関しては、今村嘉雄や吉原瑛の研究(98)によってその大要が明らかにされている。いずれにせよ、近世後期養生論において、導引が運動法の中心になお位置していたことは言をまたない。

だが、近世後期においては、養生論のなかに運動法に関して、導引のような特殊技法だけに記載が集中していたわけではない。例えば、白河樂翁（松平定信）『老の教』では、すでに今村が指摘したように、「導引はあしからず、されど心に任すべし」(99)とあるように、とくに導引に拘泥していないし、「五禽の戯といふ事は知らねど、われ試みて養老のひとつと思ふは武伎なり」(100)と記されて、導引の代りに武芸を推奨している。また、八隅景山『養生一言草』でも、運動についてはとくに導引を取りあげずに、武芸を取りあげている(101)。これらの変化は、導引が近世後期養生論のなかの運動に関する記述において、常に中心的位置を占めているばかりではなかったことを示している。前出の今村も、『田子養生訣』

における「運動」「導引」の両記述内容の重複性や、『老の教』や『養生要論』における導引に関する記述を指摘して、近世後期における導引の重要性の希薄化を論証している(102)。近世後期養生論における運動法が、導引のような特殊技法的性格の強い内容から、武芸あるいは「食後は必ず数刻の間屋外に散歩し、或は自ら庭園を洒掃すべし」(103)（陸舟菴『養生訓』）と述べられているような散歩や掃除などの日常卑近な運動内容に、徐々に重点を移しつつあったことは明らかである。

(4)「気静体動」論から「気動体動」論へ

養生論における運動に関して、もう一点指摘すべきことは、心と身体の関係についてである。これについては、伝統的な養生論、例えば益軒『養生訓』では、「気静体動」論、すなわち心を常に平静に保ちつつ、身体は頻繁に活動させるという態度がとられていた（「心は身の主也。しづかにして安からしむべし。身は心のやつこ（奴）なり。うごかして労せしむべし。」(104)）。近世後期養生論でも、その考え方は継承されていた。例えば、心学系養生論の代表的著作である大口子容『心學壽草』では、心と身体の関係を、「斯のごとく、心和平にして身を動し、氣をめぐらし體を養ふは、是養生の道なり」(105)ととらえている。

ただし、この「気静体動」論も、近世後期には変化を生じてきている。それは、最も伝統的な後世派養生論のなかにおいても生じてきた決定的変化であった。例えば、以下のようにある。

伊東如雷『攝養茶話』

「身を修業地に置、心を徒居さすべからず」(106)

谷了閑『養生談』

「體ヲ動カシツカフコトヲ養性トス、過ル時ハ體ツカル、氣ハツカハズシテ静ナルヲ以、養フトバカリ心得テ静カスグレバ氣沈ミ一所ニ滞テ欝ノ病ヲナス、氣ハ全體ニ渡リテアルモノ也、體ヲ使フ時ハ即氣ヲツカフ」(107)

河合元碩『養生随筆』

「人生七十古来稀なり飲食を節にして形骸を勤むべし形骸を勤れば心氣活達して病を生せす」(108)

このように、後世派養生論においても、心身の関係性については、「気静体動」論から「気動体動」論へと転換しつつあった。ややそれを穿ってみれば、益軒『養生訓』などの伝統的養生論が、心と体のあり方を截然と分けた「心身二元論」的立場に立っていたとすれば、近世後期養生論では、敢えていえば「心身一元論」、少なくとも「心身相関論」には向かっていたとすることができよう。

このような近世後期養生論における心と身体の関係については、「精神衛生」の項で再びふれることにする。

4　呼吸

(1)「調息の法」

呼吸に関する事項もまた、養生論のなかでは多く言及された内容である。養生論における呼吸の内容は、主に神仙術のなかの「吐納」「調息」の術に依拠している。そして、これらの内容は、運動と同様に各思想的系譜に属する養生論の記述内容を横断的にみた場合、最も見解の相違のみられないものの一つである。以下では各思想的系譜に属する養生論における呼吸に関する記載を列挙しよう。

淺井南皐『養生録』

「一禅家に座禅する事も必竟養生家煉臍の術にして氣を丹田に納むるときは物に驚かすさわかす事々物々に応して用をなすの術なり」(109)

伊東如雷『攝養茶話』

「又調息法とて呼吸をと丶のへ静にすれば息稍微也、彌久ければ後は鼻中に全く氣息無がごとし、唯臍底より微息往来することを覺ゆ、如此神氣臍輪へ磐石をすへたるが如く定る、呼吸は一身の氣の出入する道路なり、僧家に此を數息観と云、是また養氣の術也」(110)

百瀬養中『養生一家春』

「調息は養生第一の義なり嘗て聞く命は呼吸の中と云ふ訓なりと生も亦呼吸の義なるべし故に呼吸悠長なる人は生命必らず長し」(111)

平野元良『養生訣』

「體容を正して、後に氣息を調和すといふは、周身の氣息を臍下に充實て、其四肢を軽虚にし、頭面肩背胸腹四末に、毫も氣の礙滞ところなく、物を提にも事を行にも、すべて臍下の力を用るやうにせんと教なり、この臍輪以下丹田の地は、人身の正中にて、肢體を運用ところの樞紐なり」(112)

田中雅樂郎『田子養生訣』

「煉氣

氣は常に養ふべく平にして噪からず、静なるべし、丹田に治め充て一身に滿しめ丹煉工夫して玄妙を得べし、神仙第一の術なり」(113)

「吐納

是仙家第一延壽の術なり、故濁の氣を口より吐死氣と名く、新清の氣を鼻より納生氣と名く、丹田に至らしめ、閉氣して口歯を開かずして口より出すなり、入事多く出す事少きを要す」(114)

大口子容『心學壽草』

「調息の法は、呼吸をよく整へ、静かにすれば、息漸微なり、彌久しく息をと丶なふれば、後には鼻のうちに、全く氣息なきがごとし、只臍の上より微息往来する事を覺ふのみ、是全く氣息天地に充塞るが故なり、斯の如くにして、久しく怠らざれば神氣定る、是生気を養ふ術なり」(115)

このように、後世派・古医方・神仙系・心学系の各養生論で、呼吸の重要性を指摘している。しかも、それらは、一見してわかるように、いずれも神仙術の「調息法」を参照している。神仙術における「調息」は、「胎息」「行気」「煉気」「服気」などさまざまな技法を有しており、その点では「導引」などの運動法と同様であり、また導引と調息とはしばしば同時に実践された。すなわち、調息によって体内に取り入れた「気」を、導引によって身体各部のすみずみまで巡らすことが意図されていたわけである。

近世後期養生論における「調息」の実際が如何なるものであったかについては、各々の養生論の調息に関する記述に精粗があるために、一概にその実態を提示することはできないが、百瀬養中『養生一家春』では、調息の方法について、とりわけ詳細に述べている。そこでは、

調息と云ふ事は夙に起て目をさまし盥ひ嗽ぎして東の方にむかひ其時と所により方にか丶わらず吸く息を悠々といかにも長く口へ吸き納れ呼く息を舒々といかにも静に鼻へ呼き出し再次吸く息を舒々といかにも静に鼻へ吸き納れて呼く息を悠々といかにも長く口へ呼き出し此の如くする事三五十息すべし數多ふきほどよししかし其時と所により數にか丶わるべからず(116)

と説明されている。この説明による限り、調息の法は、非常に緩徐な間隔と充分な深度をもった呼吸法であったと考えられる。

また、『養生一家春』では、「鵠林禅師の常に臍輪以下腰脚足心まで氣を充しめよと教玉ふ事実に生を養ふ確實の善教なり」(117)と記されており、鵠林禅師、すなわち白隠慧鶴の禅法の影響が示されている。また、平野元良『養生訣』の「巻下」においても、自己の調息の法が禅からの影響であることを明記している(118)。この点から考えて、近世後期養生論における呼吸法に禅的要素、わけても白隠の静坐法が影響を与えていたことがわかる。

(2) 調息と精神修養

このように、調息法が、方法的には神仙術に由来しながらも、近世後期養生論において、禅の影響を濃厚に受けたものとなっているものがあったことを説明しうる事実として、呼吸と精神修養の密接な関係を指摘することができる。さきに取りあげた『養生訣』においても、

今體容呼吸を調るは、偏にこの中心（丹田のこと――引用者）を身體の樞軸になして、上下前後左右平等に、一氣の命令よく行わたりて、動静云爲、自過不及の差なからしめんがためなり、……今これを衆人に試るに、小腹臍下充實、大腹に支給痞滯なきものは、無病なるのみならず、精神よく安定て、仁義の道を志、決斷かならずよきものなり(119)

とあり、調息を精神修養の基礎となしている。また、『養生一家春』でも、前述の「鵠林禅師の……」の引用に続いて、

此の如く養生する人は三十日又は五十日にして必らず胸中空洞として物なく臍下瓠然として氣の充實する事を覺へ永く行ふ時は飲食の分布滞る事なく経絡の運行支ふる事なく心神安寧に一点の藥を復せず一炷の文を用ひずして長く病無くして天年の壽を保つ事疑ひをいれずして……(120)

と記されており、調息と精神修養を関係づけて把握している。さらに、『心學壽草』でも、「但調息の功を積ば、性の善なる事を知るの地位にも至るべし」(121)と述べ、道徳形成と調息とを関係づけている。

このように、近世後期養生論における、呼吸に関する記述は、精神修養や道徳形成と関係づけられて、重要な地位を与えられていた。ただし、その近世後期養生論のなかでも、一部の養生論では呼吸についての見解が変化してくる。例えば、国学系の鈴木朖『養生要論』では、「或人養生の道を問ふ、答言、道家の服食内観吐納はたは言也」(122)と、神仙系養生論における「吐納」に対しては、明らかに否定的態度を示している。また、蘭学系の杉田玄白『養生七不可』では、「其精の氣となる物は鼻より天の大氣を吸入し、呼に従て此物を兼て鼻口より泄す、其他は一身腠理より霧の如くに泄れ去る」(123)と、実証的な認識が示されているし、さらに近代的な陸舟菴『養生訓』では、「其血復右房より肺動脈管を出て肺

中に瀰漫し呼吸に随て血中の炭氣を呼出し、大氣中の生氣を吸収して再び新鮮活潑の血となり、……」[124]と、ほぼ近代的・西洋的な呼吸生理の認識に到達している。

しかしながら、そうした先進的な例を除けば、近世後期養生論における呼吸の記述は、ほぼ同一の趣旨によって記述された内容であったとみることができる。

5　性欲・性交とその抑制

(1)　性の解放

養生論の記述内容において、近世後期、とくに化政期とそれ以前とにおいて、その相違が顕著に表れてくる事項は、性欲・性交とその抑制に関する内容である。

食欲とならんで人間の二大欲求の一つである性欲に関しては、養生論執筆の際にも高い関心が寄せられ、多くの養生論で性欲に関する事項を記載している。

近世後期以前の養生論における性欲の取り扱いは、ひとことで表現すれば、「節欲」論であった。飲食について、養生論が「節欲」を説いたように、性欲に関しても、それが種族(血統)存続に不可欠であるがゆえに、所期の目的以外での性欲の発露を厳に戒しめている。例えば、益軒『養生訓』では、

年若き時より、男女の欲ふかくして、精気を多くへらしたる人は、生付さかんなれ共、下部の元気すくなくなり、五臓の根本よはくして、必(ず)短命なり。つつしむべし。飲食男女は人の大欲なり。恣になりやすき故、其二事、尤かたく慎むべし[125]

とあるように、きわめて厳重な戒めがなされている。

それに対して、近世後期養生論は、性欲の充足行為自体に対しては、やはり節欲論をとっていたが、性欲がもつ快楽性などについては、必ずしも否定的ではない。以下ではいくつかの養生論における性欲と性交についての認識に関する記載をあげてみよう。

久保謙亭『養生論』

「飲食男女は人の大慾といへば、ほしいままになりやすき故、尤堅く愼むべし、年四十過は、殊更に愼を加ふべし」(126)

本井子承『長命衞生論』

「色慾は甚おもしろきものにして、天地の中生あるもの是を不好はなし、其筈なることは、夫婦陰陽の氣、合體して形をのこし、子孫をつゞけるほどの事なれば、至て大切の事にて、あだなる事にてはなし、おもしろきたのしき筈なり、然るをそこつに心得、おもしろきにまかせ、愼こらへる事なく、ほしいまゝにする時は、身をほろぼすもとひと成」(127)

河合元碩『養生随筆』

「それ人男女の道は天地陰陽自然の道にて萬物を生ずるの根元にして、……故に色を好むは人々の通情にして此男女の道たるや……天子諸侯太夫士庶人其身其家其國の分限に應して或は元妃妾媵を具し或は側室を置おの〳〵己が分限に應しよく其節を守ときは其是を以て能其家を嗣能其身を養能其生涯を樂能其壽を保つ」(128)

松本遊齋『養生主論』

「夫男女和合は子孫相續の基ひにして更婬たる事にあらず」(129)

水野澤齋『養生辨』

「飲くひ茂色も浮世の人の慾
　　程よくするが養生の道」(130)

鈴木朖『養生要論』

「色慾飲食の節し方は、愼むよりは忘るゝを善しとす」(131)

これらの記述のうち、久保謙亭『養生論』は、伝統的な節欲論と消極的な性欲観を示しているが、他の養生論の記述は、いずれも「愼み」「恣ままにすることなく」「程よく」とさまざまな表現で性欲の調節は説きつつも、人間生活における性欲の意味については、積極的な評価を試みている。

このような養生論各派における性欲についての認識の変化は、化政期養生論の記述内容のなかで、最も時代性を反映した変化であるとみられる。元来、養生論は性欲に対して必ずしも否定的ではなかった。養生論のなかで、最も古い歴史をもつ神仙系養生論には、すでに述べたたように、「房中」術すなわち性交に関する技法体系を有していたから、性欲については否定的であるどころか、むしろ「房中補益」と称して、男女の交合によって精気を養うことが不老長寿のための重要な方法として位置づけられていた。

しかし、儒教、とりわけ朱子学が、わが国の思想に強大な影響を及ぼすようになると、その厳格主義的人生観は、即物的な欲求に対してきわめてストイックに反応する性格をもっていた。金銭的欲求においてそうであったし、世俗的名声に対してもそうであった。そこでは、道徳的・倫理的な人格の完成とそれを快楽とする人生観が、人間の生活を規定していたといってもよい。その下では、一面できわめて即物的あり、かつ「情」という、「義」「理」「忠」などの朱子学的価値と容易に相容れない概念と結びついた性欲に対しては、警戒が解かれることはなかった。

ところが、一七世紀後半に興った古学派は、すでにたびたび述べたように、「天道」と「人事」の分離を志向し始めた。その過程で、人間の自然性が検討の対象となってきた。また庶民的レベルでは、元禄期に近松門左衛門や井原西鶴らの文芸は、思想的レベルでの変化に影響されながら、人間の男女の情愛を描写したし、化政期には、為永春水の『春色梅児誉美』などの「人情本」が流行し、「天保の改革」

によって弾圧されるまで、江戸を中心として男女間の情愛描写はより盛んになった。

こうした文芸を中心とした化政期における男女の性愛への関心の高揚は、養生論に強い影響を与えた。例えば、河合元碩は、『養生随筆』のなかで、男女の情愛の自然性を説く際に、

男は女を以て養ひ女は男を以て養ふ敷島の道もっはら恋を詠ずるや源氏の巻に男女の情を盡するや兼好が色好まざらん男の玉の盃の底無こゝちぞと云るや男女相恋ふの情は固天地の情にて唯人のみ然るには非す(132)

と記して、文芸における情愛についての記述からの影響を受けていることを示している。

このように、近世後期養生論における性欲とその抑制に関する記述は、節欲論が基本的には継承されてはいたが、性欲自体の価値については、積極的に評価・肯定する方向に転じつつあったといえる。

(2) 梅毒への対応

とはいえ、養生論の執筆者たちは、読者が決して放縦な性生活に向わないような配慮を施していた。その配慮とは、性交による疾患、とりわけ梅毒に対する予防について記述することであった。梅毒の歴史的変遷については、わが国皮膚科学の先達であり、医史学研究者でもあった土肥慶蔵の『世界黴毒史』(133)に詳しいが、わが国にはすでに室町時代後期には上陸していた梅毒は、「唐瘡」「楊梅瘡」などと称され、日本中の都市部で蔓延していた。

すでに近世後期には、梅毒の罹患が伝染によるものであることが把握されていた。『養生囊』の著者小川顯道が文政一〇年（一八二七年）に著した『民家養生訓』には、

唐土の古しへは此病を浸淫瘡となづけしよし、元の世の初よりはじまり、明の世萬暦の頃にいたりて、さかんに流布す。袁了凡が、痘疹全書に、楊梅瘡は近世廣東より傳染しきたる、ゆへに廣東瘡となづくと見えたり。もろこしも明の李は秦平にて、繁華にありけるにより、都鄙ともに、酒肆女閭の類みち〱たりとかや。今我邦のごとく盛世にて、人民飲食女色にふけりしにより、此病も多くありしなり。秦平長久の世に時行病なるべし。頗るになりたることなり(134)

と記されており、梅毒が性交、ことに売娼との性交によって伝染することが認識されていたことがわかる。

このような梅毒についての比較的に実証的な知見に基づいて、さまざまな近世後期養生論のなかで、梅毒についての注意が述べられている。小川顯道『養生囊』のなかでも、

黴瘡は薬を服ふる事、日數ひさしきをつみて其効驗をあらはすなり、然るに病者の性短急にして、薬効はかぐ〱敷事なければすて、服さず、俗説にまどはされ俄にいやさんとて、賈醫の薬を用ひ痼疾癈人となる者甚多し、庸醫賣薬の黨は速効を好み手際を見せんと、輕粉銀朱の劑をおそれもなく

用ゆるより、一旦瘡は速に愈れども毒氣内に鬱し、後日かならず便毒を発し、亦は骨痛となり、不治の病に至りては聖薬神醫もこれを治するに難し、おそるべき事なり(135)

と、梅毒について、かなり現実的な認識が示されている。また、水野澤齋『養生辨』では、前篇「上之巻」で、「黴毒之辨」を設けて、その実態を記述しているが、「一黴毒に三つの病因あり、即胎毒食毒傳染是なり」(136)と、梅毒の病因を分類している。「食毒」については非科学的の一語につきるが、「胎毒」では、先天性梅毒についてふれているとも解されるし、「傳染」では、「一第三傳染とは此病傳染ずして煩者至りて稀なり」(137)「傳染の麹母は素人の女になくして賣婦にあり」(138)と、明確に売春が梅毒の温床であることを指摘している。

このように、梅毒に関しては、近世後期養生論のいくつかのなかでその実態が説明され、治療法・予防法が示されていた。そして、それが、近世庶民の性生活に対して一定の警鐘となりえたであろうことは理解しうる。逆にいえば、近世後期養生論のなかで、性交による疾患に対する養生法を、『養生辨』のように項を立てて充分に論じなければならなかったこと自体が、化政期において性の解放が庶民階層の社会では、動かしがたく進展しつつあったことを象徴しているとみることができる。

6 医療環境(含、服薬)

(1) 「択医」の思想

養生の甲斐なく病に臥せれば、医療が必要となる。どのような医療を受けることができるかが人々の余命をきめることになる。疾病治療の技術をも含んでいた古代・中世養生論を別にすれば、近世庶民の養生論において、よりよい医師や薬を選択することは、いわば養生の「奥義」であった。

近世後期の医療環境は、中世期に比して、格段の進展を遂げたといえる。医学諸学派の振興とともに、診療が可能な医師の数は、決して少ないものではなかった。本研究の先行研究者でもある樺山紘一は、弘化二年（一八四五年）『醫家名鑑』に基づいて、大阪町内の専業医師を約三〇〇人とし、対人口比にして一〇〇〇人に一人と算定している(139)。また、医史学研究者の立川昭二は、文政二年（一八一九年）と文政三年（一八二〇年）に刊行された『江戸今世醫家人名録』及び『今世醫家人名録』によって、江戸の医師人口を約二五〇〇人とし、対人口比にして四〇〇人から五〇〇人に一人としている(140)。これは、現代の対人口比医師数と比較しても、その時間的間隔や社会状態から考えて、決して低い値ではない。

しかしながら、それらの医師のすべては、今日の医師のように一定の知識と技能の検定を受けて資格を付与されていたわけではない。近世期の医師の修練体制は制度的に確立したものではなく、その様相はさまざまであり、ある場合には、高名な医家の門に入り、和漢の医書に通暁し、診療の技能を高めて、初めて開業を許された者もあれば、ある場合には、簡単な薬の処方の知識だけで診療に従事した者もあった。

それゆえ、庶民にとっては、こうした数多いさまざまな医師のなかから、いかに良質の医師を見分け、受療するかという課題はきわめて重要であった。医師数は少なくなかったとはいえ、「当時の医療費は娘の生身にひとしかった」(141)とされているほどに一般物価に比して医療費は高額であったようであるから、庶民にとって医師に受診、受療するということは、まさに生涯の一大事ともいえ、治効著しい医家によって診療を受けることが、何よりも重要な課題であった。

近世期の養生論には、この医師を選択すること、すなわち「択医」が重要な内容として位置づけられているものが少なくなかった。益軒『養生訓』にも、「択医」論は記述されているが、「択医」に対してことさら意識的であったのは、小川顯道である。彼は『養生嚢』のなかで、

庸医は病と脈と薬を知らざれども、病家の求にまかせてみだりに薬を用ひて、おほく人をそこなふ、人をたちまちにそこなはざれども、病を助けていゆる事おそし、古語に病傷猶可療・薬傷最難醫、しからば薬を飲をつゝしみをそるべしと見ゑたり、又古人の言に、病死せずして醫に死といへり、誠に確論といふべし(142)

と述べて、「庸医」つまり医術において凡庸で商業主義にはしる医師に対して厳しい批判をおこなっている。

だが、顯道の場合、医療の非を決して医師の側ばかりに求めてはいない。顯道は、とりわけ高貴高禄の人々の受療行動については、次のように批判している。

周伯器の曰、貴人の病治しがたき事三あり、群醫所能を見せんとして、攻補まじへ施す、一の難なり、下に遇に禮を以てせず、故にみずからおもんずる者は往ず、往ものは世に衒の醫なり、二の難なり、人々唯々といふて悦をとるにより、其欲を禁ずる事あたはず、三の難なり、と続醫説に見ゑたり本邦今世の貴人も病ある時は周伯器のいへる所のごとし(143)

富貴の家に病ある時は、醫師を大勢まねぎ集め、談論して薬剤を處す、是を談合配剤といふ、病人を大切にするに似て却て麁末になるをしらず、おろかなるの至りなり、其醫者の中には便佞の者有、阿諛の者あり、欺詐の者あり、孟浪の者あり、故に会合の席にて、いきほひある者は、己が不善の説を立て人の善に与せず、いきほひなき者は、己をまげ口をつぐみて人に随ひ、我身を後にして人を先にするなり、是皆庸醫、名を醫に託するの徒にして、實なき者共なれば、談合配剤却て病家の大なる害となるなり(144)

これらの記述では、一部の医師の低劣さを指弾しているのと同時に、巧言令色によって庸医の言に容易に欺かれる病家、ことに高貴の病家の受療姿勢についても批判の目を向けている。

また、淺井南皐『養生録』では、「巻之中」服薬篇に「併擇醫辨」と、「択医」論が付加されている。同書では、「一醫を擇ふ事甚難し」(145)と、医師の選択の難しさを述べているが、一つの基準として次のように記している。

一凡醫を擇ふ博識多才の學醫を必よしとすべからず世間流行の時醫も亦よしとすべからず、尚更無學文盲にて世上の交りを善し佞弁利口の輩などは論するにたらず只大胆小心にして精意精術の人を善とすべし(146)

一惣じて醫術は精しきを尊ふ博學多才を貴ばず多藝にして俗事によくわたるを貴ばず世家にして強大なるを貴ばず唯々醫術のみに深切にして朝夕煉磨の功を積たるをよしとす(147)

一凡そ醫を擇ふには診脉功者なるを尊ふべし品々の醫事ある中に只心術にあづかるものは脉のみなり(148)

南皐が立てた医師選択の基準は、医学上の学理について詳細に知悉しているよりも、むしろ「診脉功者」、すなわち医術の実践的経験が豊富であることにもとめられている。俗言にも「学医は匙がまわらぬ」といわれていたことは、単なる俗言にとどまらず、養生論の執筆者らにとっても現実的な認識となっていた。

このことは、幕末期にいたっても同様で、山下玄門『養生新語』でも、医師の選択について、詳細な記述がなされている。玄門は、然る時に（少しく患った時―引用者）醫を招きて診せしむれば、脉をとりて熟按するの趣をなし、是は何やらん、心配することありて、殊の外内心虚損せしに、外邪をうけし事なれば容易には治し難き抔、信切よりに説きなし薬を投じて、按外に早く治すれば己が榮とし、日を延き治せざれば兼て見極めおきし様に言なし、何れになりても慢ずる事を常となす醫もつとも多し、是亦俗家心を用べし(149)

と、小川顯道『養生嚢』と同様の論旨で医師の巧言令色を批判している。また、

今の醫をもつて専業をする人は何れも己が其日〳〵の經營にて口腹を保んとする業なれば、人を救ふ爲にするには非ざるなり、醫は百藝の長とは云れたれども、藝人なれば市中田舎の産業醫師は、俗に申さば醫者屋なり、其中稀に醫聖の道をしたひ、本方の治術を練磨する醫生もなきには非ざれども、十に八九は賣薬師にして醫者屋なり(150)

と述べて、医師の専門性とそれに対する医師自身の自負心の低下を痛烈に指摘している。そして、医師の選択については、

醫の巧拙は見分けがたきものにして、高貴大家の患これより大なるはなし、綿服の醫よりは絹布着用の人、徒行の醫より乘輿の人を信ずるは世間の常情にて、詩歌文章の爲に惑はさるゝは尚更なり、又文學に委しくして術に拙き人あり、また無學にても治療に達せし人も少なからず、詮ずる所、診察鑑定の差はざるを良醫とせんや、方を處して朝に改め夕に替るは、術に未熟なる事俗家よく〳〵心を用べし(151)

と記して、やはり医師の実践上の経験と診断の的確性を選定の基準としている。

このように、近世後期養生論では、その質においてさまざまであった医師の選択と、それへの受療行為について、いくつかの著作がきわめて詳細に論じていた。

(2) **薬服せざれば中医を得**　また、医師について厳しい批判の目を向けた養生論では、同時に服薬についても注意を促していた。以下にその記述のいくつかを示す。

小川顯道『養生嚢』

「藥に有毒あり、無毒あり、醫者の用ひやうによりて効あるなり、……其考察容易ならぬ所にして、醫者の良拙こゝにあり、さればこそ藥も服せざれば中醫を得と古人もをしへ給ふ、是藥をおそれて服さぬにあらず、庸醫の忘意に用ゆるをおそれてなり、……病家の人極て心を用ひ、良醫を選び服藥す

べし」(152)

鈴木朖『養生要論』

「もろこしの醫者の内に、我が殊に心服したるは、華佗なり、用藥不過數種、といふ事、藥のあまり益なきことを善知たる、是第一の卓見とおもはる」(153)

淺井南皐『養生録』

「一凡そ養生の道は必ずしも藥を頼みとすへからず、上にいへることく静意修身を主とし穀肉果菜を程よく食て身體を養ふを本とす病ありて後藥を需むべし」(154)

山下玄門『養生新語』

「古語に所謂病に臨んで藥せざるは先中醫を得たるなり」(155)

杉田玄白『養生七不可』

「藥物を効力ある物ゆゑ、法にたがふ時は却て害あるものなり、されば古には毒ともいへり、然るに今時の人、是をしらず、藥だに服すれば能き事とこゝろえ、させることなきに、漫に藥を服するは甚だしき誤なり、醫せざれば中醫を得と云ふこともあり」(156)

これらの記述は、一つには医師の薬の乱用を指摘し、二つには受療者の薬への依存習慣を戒めている。日本の医学に影響を与えた、神仙系医術や漢方（内経系・傷寒論系）医学は、膨大な薬物処方体系を構築しており、病症に応じ、体質に応じ、きわめて多彩な処方をもっていたが、ややもすれば、神仙術における「仙薬」や「秘薬」などの軽率な投薬がおこなわれたことも少なくなかった。こうした状況に対して、前述の養生論は「薬を服さざれば中医を得」。すなわち服薬しないことは中程度の医師の診療を受けたことを同様の効果があるという逆説的警句によって警鐘を鳴らしていたといえる。そして、「択医」論と服薬論は深く結びついていた。小川顕道の場合には、それが明瞭に表れている。

それとともに、養生論において、とりわけ「択医」論と服薬消極論が取りあげられことは、医師の選択と服薬の重要性及びその困難さを指摘することによって、逆に養生の実践の簡便さとその利点を説いていく必要によってであると考えられる。すなわち、淺井南皐『養生録』の記述で明らかなように、まず養生の実践に自己の健康の維持を託すことが説かれたのである。言いかえれば、養生の実践を現実化させることが養生論の存在理由であったゆえに、医師や薬に対する消極的評価は、ある程度養生の積極的評価にとって必要なことであったのである。

7　精神衛生

(1)「括撍虚無、精神内守」

養生論において、精神の問題は、最も古くかつ最も重要な課題であり、内容であった。既に『醫心方』巻二七「養生」では、第二項目が「谷神」と題され、「老子道経云谷神不死谷養也人能養神則不死也」(157)と記されている。「神」とは精神のことであるから、『醫心方』では、『老子』第六章を、精神を養うことによって、「不死」が達成できると解釈している。『老子』第六章を果して『醫心方』のように解することが妥当かということになれば、『老子』研究の立場からは当然異論が出よう。ただし、少なくとも、神仙術を基盤とした養生論において、『老子』第六章が精神を養うことの重要性を強調する際の思想的論拠として引用されたことは明らかである。そして、精神を養うこと、すなわち「養神」の方法として、神仙術では「調息」の法を位置づけていたことは、『醫心方』巻二七の「谷神」の項に、「天食人以五氣従鼻入蔵扵心五氣精微爲精神聰明音聲五性」(158)とあることからも明らかである。

　このような養生論における養神論は、近世期の養生論においてもきわめて重視された。後世派養生論の古典ともいえる曲直瀬玄朔『延壽撮要』には、「しかるに養生の道、いろ〳〵云ば千言萬句、約していへば、惟これ三事のみ、養神氣、遠色欲、節飲食也」(159)と記されているし、古医方系養生論の嚆矢である名古屋玄醫『養生主論』では、冒頭に「心のもちやう」の項が立てられ「それ養生の道は先心の持やうが肝要也、欲をたちて命を何とも思はぬがよし、唯今も知ざる命なりと悟りて居れば欲なし、欲なければわづらはしき事はなきほどに、心神自由に悠々として命も長かるべし」(160)と述べられている。また益軒『養生訓』にも、「養生の術は先心氣を養ふべし。心を和にし、氣を平らかにし、いかりと慾とをおさへ、うれひ、思ひをすくなくし、心をくるしめず、氣をそこなわず、是心氣を養ふ要道なり」(161)

とある。

このような養神論は、具体的には、呼吸法としての「調息」とともに、感情の統制を通じて達成が期された。例えば、益軒『養生訓』では、『黄帝内経』「素問」を引用して、

素問に「怒れば氣上る。喜べば氣緩まる。悲めば氣消ゆ。恐るれば氣めぐらず、寒ければ氣とづ。暑ければ氣泄る。驚けば氣亂る勞すれば氣へる。思へば氣結る。」といへり。百病は皆氣より生ず(162)

と記して、「気」と感情とを関係づけ、さらに、

七情は喜・怒・哀・楽・愛・悪・欲也。醫家にては喜・怒・憂・思・悲・恐・驚と云。……七情の内、怒と慾との二、尤徳をやぶり、生をそこなふ。……人の心を亂し、元氣をそこなふは忿なり。おさえて忍ふべし。……人の心をおぼらし、元氣をへらすは慾也。思ひてふさぐべし(163)。

と述べられて、「おさえて忍ぶ」あるいは「思ひてふさぐ」といった自己統制によって感情を調整して気を養うべきことを主張している。

以上のような、近世前期の養生論における「養神」論は、近世後期にいたっても基本的には変わっていない。近世後期養生論における精神に関する記載を以下に数例をあげる。

本井子承『長命衞生論』

「人間平生の氣といふは、いかやうの事ありとも、おどろかず、さわがず、何なふ心おさまり、心慥に動ぜざるをいふ、心おちつきうごかざる時は、そこつもなく仕損もなく、是丈夫の姿なり、氣をしづめる事を肝要とする也。」(164)

淺井南皐『養生録』

「一養生の主とする所は先心氣を安らかに平かにすることを第一とする也素問曰括擔虚無眞気從之精神内守病何来と云は誠に養生家の金言なり」(165)

大口子容『心學壽草』

「最養生の術は、常に心法を守らざれば、行れ難し、心法をよく守るといふは、心を静かにして、騒しからず、怒氣をよく理めて、慾を寡くし、且道を樂んで憂ず、これ皆生を養ふの道なり」(166)

谷了閑『養生談』

「病ト云ハ氣ノ不順辞ナリト心得タランハ養性ノ本タルベシ、喜モ過レバ正氣散ジテ虚耗ノ病ヲナス、怒驚イヅレモ此三ツハ七情ノ中ニテハ正氣ヲチラシテ虚ノ病ヲナス、……氣ハ散ズルニ減物ナレドモ

欝スルニモ亦ヘル物也、欝セズ散ゼズ只氣ヲ調フト云事養性ノ専用也」(167)

平野元良『養性訣』

「今その疾を治し生を全せんことを慮には、先その血液を純粋にし、心識をして内の守を専一にせしむるにあらねば、よく陰陽を冲和の性に復して、成効を見こと能はず、故にその飲食を損て、腸胃を強健にし、動作を節して、躯腔の化育を資け、呼吸を調停、體容を寛舒にして、専外に馳の心識を収攝の術に優ものあることなし」(168)

伊東如雷『攝養茶話』

「衍義曰、養生之道雖衆多、約之其術三、一に神を養ひ、二に氣を慎み、三に病を防ぐ、神を養とは、智恵を去り、其愚不可及貪欲を減じ、七情を忘れ、(原註―略)諸事を捨、恬擔虚無にして眞を全くするを云、」(169)

松本遊齋『養生主論』

「夫人養生の道は貴賤男女を論せず只平生心の持やう第一の肝要なり則心の持やうとへるは先尊卑とも其身の分限をわきまへ事物わが身分相應にして驕らずむさほらず所謂人欲の私をはなれ知足の二字を忘れざれば常にわづらはしきことなく心神平らかなり心神平らかなれば身體安しこれ則養生の第一

にして無病長壽のもとゐなり」(170)

辻慶儀『養生女の子算』

「心の養生は意を誠にし、心を正ふせよといふ事をわすれず能々守るべし、これ長生の術なり」(171)

田中雅樂郎『田子養生訣』

「凡養生の術は徳を積、足る事を知るにあり、天地間の奇々妙々成、無量の樂みを感じ、諸の煩を省き、無益の思慮を費す事なく、よくもあしきも皆おもしろしと、思ひなして、今日を樂み暮すことを工夫すれば憂患なかるべし」(172)

以上のように、近世後期養生論各派のなかで、精神を養うことが養生の内容として、しかも最も重要な内容として取りあげられていた。

近世期の養生論に関する先行研究のなかには、近世前期の養生論が「養神論」に傾斜したものであり、近世後期の養生論が「養身論」に変容していったと論ずる立場がある。例えば、中内敏夫は、「一五〇〇、一六〇〇年代の養生書が養身よりも養神(心)を強調したのに対して、一七〇〇、一八〇〇年代に入ると、もっぱら養身に比重がかかり始める。」(173)と述べている。中内がどれほどの史料的な裏づけをもって、前記のような表明をしたのかは不明であるし、専門的な論文ではないだけに、多少荒けずりに述べたのでもあろうから、ここで取りあげるのは記述の真意に沿わない面もあろう。だが、本項においては、検討すべき点をもった指摘であるといえる。中内の指摘のように、近世前期養生論が「養神論」に比重をかけたものであったことは、断定的に過ぎない限り妥当な評価であるとしてよい。だが、一七〇〇年代・一八〇〇年代の近世後期養生論が、果たして「もっぱら養身に比重がかかり始める」と言い得るほどに「養神論」が色褪せてしまったかといえば、それは事の真実を言い表していないといわざるをえない。

本項でみたように、近世後期養生論において、「養神論」は依然として最重要の内容として取り扱われていた。とくに心学系養生論では、まさに「心法」を修めることこそが最も重要で、不可欠な課題であった。蘭学の影響下においてはじめて養生論を著した杉田玄白でさえ、『養生七不可』の最初の二項を精神衛生的事項として、題名を「昨日非不可恨悔」「明日是不可慮念」としている。

これらの点から考えて、近世期の養生論において、「養神論」は、一貫して内容のなかでの主座を占めていたといってもよい。「養神論」は、飲食論と並んで、養生論にとって不可欠な内容であった。

そして、養生論における「養神論」で多く引用されたのは、『黄帝内経』「素問」の「上古天真論」のなかの「括擔虚無真気従之精神内守病何来」の一節であった。この章句は推察するに、老荘思想の濃厚な影響を受けたものである。「素問」の章句は、前述の近世後期養生論では、『養生録』『攝養茶話』『養性訣』に垣間見られるが、老荘的記述が明瞭なのは、田中雅樂郎『田子養生訣』である。同書では、「凡養生の術は徳を積、足る事を知るにあり」とあるように、「積徳」と「知足」が「養神論」の内容になっている。

「積徳」「知足」、あるいは「寡欲」などの概念は、むろん老荘のみの概念ではなく、儒教・仏教のなかにも存在する概念ではある。だが、『老子』の「虚至極、守静篤」（第一六章）、「重積徳則無不克」（第五九章）、「知足者富」（第三三章）、「不欲以静、天下将自定」（第三七章）などの記述は、『田子養生訣』と『老子』の関係の深さをよく証明しているし、その他、前述の各養生論の「養神論」の記述とも重なったものとすることができる。

このように、養生論における「養神論」のなかの『老子』の影響は、『醫心方』から近世後期養生論の数々にいたるまで実に絶大なものであったといってよい。朱子学者であった益軒の『養生訓』、あるいは後世派養生論である『攝養茶話』にも、それぞれ『老子』が、「人の命は我にあり、天にあらず。と老子いへり」(174)、あるいは「老子曰、欲多傷身財多累身、知言哉、是為養生之王道矣」(175)と、引用されている。さらに、「道家の服食内観吐納はたは言也」と断じた鈴木朖『養生要論』にすら、「されば老子に言く、民の生を喪ふは、その生々の厚きに因れりといへり、生々とは生を生とすとよみて、此身に養ひの甚厚く、馳走があまりに過るによれりといふ事なり」(176)と引用しているのにいたっては、『老子』が養生論における「養神論」にあたえた影響の絶大さを認めざるを得ない。

(2)　**「楽しむに歌あり、哀しきに号哭あり」**　以上のように、近世後期養生論においても精神を養うことは、依然として最も重要な内容であったし、特に『老子』や『黄帝内経』の記述は頻繁に参照されていた。そして、それらの主張は、いずれも「平静」「寡欲」「知足」「積徳」の実現であった。なかでも「積徳」は、養生論では「陰徳」と呼ばれて重要な養生実践とされていた。例えば、水野澤齋『養生辨』前扁「下之巻」には、「陰徳之辨」の項が立てられている。「陰徳」とは、人を助けたり、援助したりする積極的な徳行、すなわち「陽徳」とは対照的な、華々しくはないが、地道な、日常生活のなかでの道徳的実践のことであり、同書では、「陰徳の行ひは金銀を費すにもあらず人の難儀を救にもあらず、唯人の為べき様に眞法に勤むる事なり」(177)と説明されている。

また、平野元良『玉の卯槌』においても、その冒頭に、「凶年の後には専ら陰徳をこころがくべきこと」の項を立て、流行病を防ぐためには、「陰徳と養生を専一にこころがけて再び天の怒りに触れざるようにすべし」(178)と、陰徳の重要性を説いている。さらに、百瀬養中『養生一家春』では、「男は純ら陽徳を根とし常に剛健にして、……女は純ら陰徳を本とし常に柔順にして……」(179)と記されており、「陰徳」は女性の本分とされている。

このように、養生論における「養神論」は、近世後期にいたって、その一部で、次第に生活論の性格を帯びつつあった。この変化については、次章で詳述するが、ここで注意しなければならないことは、近世後期養生論における精神に関する記述が、ことごとく「平静」「知足」論に終始していたのではない点である。「寡欲」論の変容については、本節の各項で断片的に指摘してきたが、「平静（気静）」論においても同様の変化が生じてきていた。

本節の第三項において、谷了閑『養生談』、伊東如雷『攝養茶話』、河合元碩『養生隨筆』の一節を引用して、近世後期の後世派養生論のなかで、その伝統的な「気静体動」論が、運動の推奨との関係から「気動体動」論へと移行しつつあったことを確認したが、そのことをより明確に示しているのは、鈴木朖『養生要論』である。

『養生要論』は、国学者鈴木朖によって著されているがゆえに、全体的に儒教・道教に対して否定的であることは、第四章第二節で確認した通りであるが、同書では、「醫書にいはく、括淡寂莫神将来舎、精神内守、病何由生、これは老荘が唾餘也」(180)と、『黄帝内経』「素問」を引用し、それが老荘思想の影響であることを指摘してはいるが、

すべて勤むべき事を勤めて、それに心を用ゆる時は、氣血よくめぐり、心氣欝滞せずして、無病壮健の基也(181)

氣をいふ物、よく廻れば形すくやかになる、滞ほる時は病生ず、氣をめぐらす術は、心の持方にあり、人の心は張がよし、たるむはわろし、急はしきがよし、ひまなるはわろし(182)

と述べられて、「気静」論とは正反対の、「心の緊張」「心の活発な状態」に健康の基本をもとめている。また、「藥物の外にも多言を毒也とし、汗を多く發するを毒とし、浴湯を毒とする類ひ、皆々醫者愚蒙なり、樂むに歌あり、哀しきに号哭あり、皆々音聲を發して欝氣を散ずるしかたなり」(183)と記されて、

後世派的な「七情」を抑圧することとは相反する感情表現肯定論を展開している。

伝統的な「気静」論から、「気動」論あるいは「快活」論へと展開していく近世後期養生論の精神に関する記載のなかで、『養生要論』における「養神論」はきわめて象徴的なである。著者鈴木朖が本居宣長の高足であっただけに、『養生要論』は、国学のごく基本的な立場である「情」の肯定に基づいたものであるととらえられ、近世後期の庶民的レベルでの生活感覚を最も率直に説明した養生論であるとすることができる。

以上の点から、近世後期養生論の精神に関する記述の転換は、近世庶民の生活意識（生活観）、人間認識（人間観）の分析に際しての重要な視角となり得る。この視点から、次章で再びその転換の意味について考察してみたい。

8　その他の記述内容

近世後期養生論において、比較的多くの養生論で取りあげられている記述内容について、その実像を概観してきたが、本項では、その他のさまざまな内容について、範囲の広さの確認に重点を置いて、略述することにする。なお、本項では、論及すべき内容が多岐にわたっているために、すべての内容を取りあげることはできない。それゆえ、ここでは、複数の養生論で論じられているものが主になっている。そして、その都度論及箇所を引用することも最小限にとどめている。

まず、養生論の対象としては、本研究で対象としてきた養生一般の他に、婦人の養生・小児の養生など、特定の対象についての養生を説いた記述が少なくない。各々の養生に関しては、まず、婦人の養生に関しては、佐々井茂庵『産家やしなひ草』、高井伴寛『姙事戒』、稲生恒軒『いなご草』など、出産に関わっていくつかの養生論が著されているし、小児の場合には、有名な香月午山『小児必用養育草』をはじめとして、岡勁齋『小児戒草』、桑田立齋『愛育茶談』などの小児養生論が著されている。

近世後期の一般的な養生論においても、いくつかの著作で婦人・小児の養生について論じている。婦人の養生については、百瀬養中『養生一家春』の後半部分、近藤隆昌『攝生談』後篇の「婦人養生法」、水野澤齋『養生辨』前扁「中之巻」の「血道之辨」「妊娠之辨」および「下之巻」の「婦人心得草」、山東京山『無病長寿養生手引草』「上之巻」の後半部分などにおいて、婦人特有の疾患や妊娠・周産期における心得を中心にして記述されている。小児の養生については、小川顕道『養生嚢』「巻之下」が「小児養生伝」と題されて、小児を比較的厳しく育てるべきであることを主張しているのを始めとし、八隅景山『養生一言草』の「小児玩」、松本遊齋『養生主論』の「小児を育つる心得」、近藤隆昌『攝生談』後扁の「小児養生法」などでふれられている。

次に、環境についての記述をみてみると、生活環境と健康の関係について着目した記述は、比較的少ない。注目すべきは、蘭学の影響下で著された陸舟菴『養生訓』に、「衣服」「居室」の項が立てられ、衣服の役割、清潔・選択の必要、掃除・換気の重要性が指摘されていることである。さらに、田中雅樂郎『田子養生訣』に「衣服」「居所」の項があり、また、八隅景山『養生一言草』にも「衣類」「居所」「高山」などの環境に関わった記載がある。この記載の他には、生活環境と健康についての認識をとらえた記述は、儒医学その他の養生論で「風寒暑湿」「春夏秋冬」といった気象・季節状態と人体の関係について数多く論じたことを除けば、ほとんどみられない。

しかし、養生に自然環境を利用することに関しての記述は存在する。その典型は、温泉の活用に関する記述である。温泉については小川顕道『養生嚢』でもわずかながらふれられているが、淺井南皐『養生録』「巻之中」には、「湯治篇」が設けられて、温泉の歴史・地誌・効能・種類について詳細に論じられている。また、水野澤齋『養生辨』前篇「下之巻」にも、「湯治之辨」が設けられ、やはり地誌や効能についてふれられている。さらに、陸舟菴『養生訓』では、温泉は「天造の薬湯」とされ、その効能は「玄妙」であり、「人作薬湯の比すべき者」ではないときわめて高く評価されている。その他、八隅景山『養生一言草』や近藤隆昌『攝生談』後篇「附録」にも「温泉」の項がある。

温泉に関する記述と関連して取りあげられている内容として入浴に関する記述がある。本井子承『長命衛生論』「下之巻」には、「一風呂に浴心得の事」の項目があり、程よい入浴が気血を巡らせて効があるとしながらも、入浴の禁忌として、「大食して入らない」「大酒して入らない」など、十二の注意を記している。また、陸舟菴『養生訓』にも「浴湯」の項があり、清潔のための入浴の推奨とその方法について指示している。

睡眠についての記述も、養生論のなかでしばしば取りあげられている内容である。おおむね後世派養生論では、睡眠の欲求を「五欲」のなかに含め、過度の睡眠を戒めている。久保謙亭『養生論』はその典型である。田中雅樂郎『田子養生訣』、陸舟菴『養生訓』にも「睡眠」の項があり、睡眠の役割と必要性を指摘しているが、過眠を戒めていることは伝統的な養生論と同様である。

「詠歌舞踏」の養生における効用は、すでに益軒『養生訓』で指摘されたところであるが、大口子容『心學壽草』、伊東如雷『攝養茶話』、鈴木朖『養生要論』にも、「詠歌舞踏」が身体・気を養う効用があることを説いている。また、『心學壽草』や本井子承『長命衞生論』には、「博奕」、すなわち「賭事」について論じている。ただ、『心學壽草』の場合には博奕を囲碁に解して肯定的に評価し、『長命衞生論』の場合には、賭け碁を含めて否定的に論じている。「詠歌舞踏」や「博奕」が養生論のなかに内容として含まれていることは、健康に対する効用とともに、さまざまな文化内容のもつ精神面への効果についても着目されていたことを示している。

日本の医療において、飲食・服薬・導引とならんで重要な治療技術であった「鍼」「灸」については、近世後期養生論においても、頻りにふれられている。最も詳細に論じているのは、淺井南皐『養生録』である。同書では、「巻之上」で「鍼治篇」、「巻之中」で「灸治篇」が設けられており、疾病の治療においては、「鍼」「灸」「薬」の三つが鼎のごとく機能しなければならないと記して、鍼灸に対して高い評価を与えている。この他、鍼灸について言及している著作は、小川顯道『養生嚢』、本井子承『長命衞生論』、近藤隆昌『攝生談』後扁、鈴木朖『養生要論』、八隅景山『養生一言草』、水野澤齋『養生辨』前篇「下之巻」、陸舟菴『養生訓』などであり、いずれも鍼灸の効能と禁忌について説明している。

以上のように、近世後期養生論には、さまざまな健康と生活に関する内容が包含されており、いずれの内容も当時の庶民生活の現実のあり方や意識を反映したものであると考えてよい。

だが、極言すれば、これらの内容は、いずれも益軒『養生訓』に多く所収されていた内容であり、それぞれの事項についての見解には、近世中期と近世後期とでもちろん相違があったにもかかわらず、内容自体は、化政期を中心とした近世後期において特有なものではなかったとみられる。

それに対して、近世後期養生論において、化政期の時代状況を反映した内容、あるいは化政期養生論においてきわだった内容をもった著作をあげるとすれば、本井子承『長命衛生論』、水野澤齋『養生辨』、辻慶儀『養生女の子算』であろう。

本井子承『長命衛生論』の特徴的な内容は、「上之巻」で「財之辨」「人の身の立本の事」、「中之巻」で「居家四本の事」、「下之巻」で「天利をおもふべき事」「國恩をおもふべき事」「節倹をこころがくべき事」「子孫長久の機謀の事」などの項目で記述されている内容である。そこでは、身体の養生はほとんど説かれず、また、精神の安定に関しても直接的には説かれていない。そこで説かれているのは、和漢の歴史的事件・逸話を豊富に引用した社会のなかでの処世論である。水野澤齋『養生辨』においても、前篇「下之巻」では、「人相之辨」「福禄壽之辨」「金銀錢之辨」「陰徳陽徳之辨」「朝起運氣之辨」「人字之辨」「嫁入之辨」「遊女之辨」「夢之辨」「梅之辨」「火難盗難」「三惚之辨」の各項が、後篇「巻之下」では「物我一體之辨」「家養生之辨」の項が立てられている。『養生辨』におけるこれらの記述では、『長命衛生論』のような故事・歴史を参酌したものはほとんどなく、経験的な社会生活に関する記述で占められている。そして、辻慶儀『養生女の子算』では、前章第二節で述べたように、経済的視点が濃厚であり、巻末には株の利配表と貯蓄の見積り表が載せられている。

これらの記述内容に共通していることは、身体の健康に関する内容ではなく、精神の健康にも直接的には関係せず、主に社会のなかで生活を営む人間に要求されるさまざまな社会的能力とそれに関わる知識についての記述であるということである。

このように、近世後期養生論は、その記述内容を単なる身体的・精神的事項にとどまらず、社会・経済・文化・教養、さらには人間の発達に至るまで、実に広範な範囲へと拡げていった。そして、そこには、近世後期における「養生」概念の変化が起っていたと推定される。養生論は、近世後期に至って、記述内容から判断する限り、単なる健康・長寿のみを目的とすることから、「生活」や「人間」のあり方を問うものへと性格を変えつつあったといえる。

それらの記述が実際にどのような論理で構築されていたか、そして、それらは身体と精神の健康にどのように関連していたか、さらに、そのような内容が何故に化政期に至って出現したかなどの諸点については、次章でそれぞれの記述に即して入念に検討することにしよう。

［第6章］

近世後期養生論と人間形成

　第四章、第五章で検討したように、近世後期養生論は、思想的にも内容的にも近世中期に比して多様化していた。そして、その多様化の傾向は、養生論を単なる保健衛生論からより複合的性格を帯びたものへと変容させた。あるいは、逆に、近世後期において、養生論が保健衛生論から複合的性格へと変容しつつあったがゆえに、思想的にも内容的にも多様化したとも考えられる。

　いずれにせよ、近世後期養生論は、思想的にも内容的にもその多様化のなかで一定の方向をもっていたとみることができる。それは、養生という主体的行為を通した生活形成・人間形成への方向である。前章の第二節で確認したように、近世後期における養生論の内容は身体や精神の健康に関わった内容のみならず、社会的生活や経済的生活、さらには文化・教養にまでおよんでいた。神仙術の影響下で「不老長生」のための生活実践として発展してきた養生論が、近世後期にいたって、前述のような性格を帯びてきたことは、近世後期養生論の執筆者と読者の双方の「養生」に対する認識・意識を象徴しているといえる。

本章では、化政期において養生論が第四章・第五章で確認したような変化を遂げた社会的・文化的背景を検討し、その変化を支えた近世後期の庶民、とりわけ都市庶民の生活・人間・自然への考え方を、養生論の記述自体のなかから析出し、それらをもとにして、近世後期養生論における「養生」の概念と内包の拡大の様相を確認することの三点を到達目標とし、その成果をもとに、近世後期において養生論が庶民生活のなかで果たした役割を考察したい。

1　近世後期養生論の基本的性格

ここでの主な課題は、近世後期養生論と同時期の都市庶民の生活形成・人間形成の思想との関連を明らかにすることである。本節では、その本題に備えるため、第四章・第五章で確認してきた事実に基づきつつ、これまで言及しなかった事実をも補いながら、近世後期養生論の基本的性格を明確にしておきたい。

近世後期養生論の基本的性格は、次のような分析の視点を立てることによってより明瞭になる。

①　メディアとしての養生論（書）
②　思想的表現の手段としての養生論

③　庶民の健康・生活に関わる思想としての養生論

①は、書物としての養生論の性格に関わった視点であり、②は、執筆者にとっての養生論のあり方に関わった視点である。そして、③は、読者としての都市庶民階層にとっての養生論の意味に関わった視点である。以上の視点に基づいて、近世後期養生論の基本的性格を整理すると次のようになる。

①の視点に関わって、

a　近世後期養生論は、江戸・大坂・京都・名古屋などの当時の大都市において普及した。

b　近世後期養生論の執筆者は、医師にとどまらず、小説家・神官などさまざまな経歴をもった人々におよんでいた。

c　近世後期養生論の普及に関する有力な手段として購読とともに「貸本屋」の存在が仮定できる。

②の視点に関わって、

a　近世後期においても、養生論の基本的構成や養生観については、なお貝原益軒『養生訓』が参考とされていた。

b　同時に、近世中期までの養生論と同様に、中国思想書、中国医書からの引用が決して少なくなっていなかった。

c　にもかかわらず、医学その他の実学や、諸思想の派生の影響を受けて、養生論が依拠する思想的基盤が、従来の儒医学・神仙術の二大思想の他に、国学・心学・蘭学その他のさまざまな思想に拡大しつつあった。

d　実学の影響や思想的基盤の多様化に伴って、近世後期養生論の養生観は、近世中期までの節制主義を基本的に継承しつつも、人間の自然性を肯定した現実的・楽観的なものに変化しつつあった。

③の視点に関わって、

a　近世後期養生論は、その表現形式を従来の解説的記述のみに依拠した状態から、一部の著作で韻文表現や物語形式をとるようになるなど、当時の文芸文化の動向を摂取しつつ多彩にしていった。

b　前述②―dの影響は、近世後期養生論の各記述内容に反映し、種々の養生法において「簡潔化」「日常化」が認められるようになった。

c　近世後期養生論の内容は、身体・精神の二領域にとどまらず、社会・経済・文化・教養・家政などの諸領域にまでおよんでいた。

以上の整理のうち、①の視点に関わった整理は、いわば「外的事項」であり、本研究でこれまで直接検討の対象とはしなかった。それゆえ、ここではその点をいくぶん補足しながら、前記の三つの視点をもとにして、より詳細に近世後期養生論の基本的性格を検討する。

1　メディアとしての養生論（書）

近世後期養生論の多くは、江戸・京都・大坂・名古屋といった近世大都市を中心に普及したとみることができる。そのことは、近世後期の各養生論が刊行された地区を概観することによって知ることができる。本研究の過程でみることができた近世後期の養生書は、約七〇編余であるが、その多くが前記の四大都市を中心に刊行されている。主な刊行地を示せば次のようになる。

○京都
浅井南皐『養生録』、久保謙亭『養生論』、中川其徳『求壽論』、小川顯道『民家養生訓』、河合元碩『養生随筆』、松本遊齋『養生主論』、沼義信『簡易養生記』

○江戸
沼義信『簡易養生記』、河合元碩『養生随筆』、上兼養明『日用秘法養生訓』、水野澤齋『養生辨』前後篇、平野元良『養性訣』、田中雅樂郎『田子養生訣』、小川顯道『養生辨』、谷了閑『養生談』

○大坂
本井子承『長命衛生論』、小川顯道『民家養生訓』、沼義信『簡易養生記』、近藤隆昌『攝生談』

○名古屋
伊東如雷『攝養茶話』、鈴木朖『養生要論』、田中雅樂郎『田子養生訣』

○宇和島
谷了閑『養生談』

また、小川顯道『民家養生訓』、河合元碩『養生随筆』、沼義信『簡易養生記』などは、江戸・京都・大坂など複数の地で発行されていることがわかる。ちなみに、養生書の発行を手がけている書肆は、京都の丸屋善兵衛、江戸の須原屋茂兵衛、大坂の秋田屋太右衛門、江戸の英屋太助などである。以上の点から考えて、近世後期養生論が、江戸・京都・大坂・名古屋を中心にして普及していったことは明らかである。

養生論執筆者の多様化については、なお確言できない部分が少なくない。それは、序章でもふれたように養生論の執筆者たちの経歴がなお判然としない、というよりも不明に近い者が多数に上るからである。本研究の時点で判明している限りの事実に基づいても、養生論の執筆者の少なからぬ数が医師ではなかったと推定される。例えば、『養生一言草』の著者八隅景山（中立・蘆庵・立翁）は、江戸に往した小説家で、『旅行用心記』などの著作がある。また『年玉集』の著者佐藤民之助は、その記述内容から神官であると思われる。『食事戒』や『婬事戒』を著した高井伴寛は、江戸芝の与力の長男とも旗本の用人ともいわれ、『三國妖婦伝』『那智能白糸』『星月夜顕晦録』『水滸伝』などの著作をもった小説家であった。さらに、『無病長寿養生手引草』の著者山東京山は、すでに前章で述べたように、山東京伝の弟で、戯作者であった。このように、さまざまな領域、ことに文芸の世界からの出身者が、少なからぬ養生論を著していったことによって、第四章の第一節で指摘した、養生論と近世文芸、とくに仮名草子との関係が深いものであったことが、より明証されているように思われる。

養生書の普及については、第一章や第四章第一節でも若干ふれたことであるが、「貸本屋」の実態把握自体、いまだ端緒についたばかりともいえ、養生書の普及をいかなる程度で貸本屋が担ったかを検証できる段階ではない。

とはいえ、まったく何の仮説も立たないわけではない。第四章第一節で参照した貸本屋研究の第一人者長友千代治の説によれば(1)、貸本屋の誕生は製版印刷技術の革新や仮名書き書物の出版数との関係から、寛永年間(一六〇〇年代前半)であるとされる。また、長友は、貸本屋が隆盛をみせた時期は、享保期以降であるとしている(2)。そして、大規模な貸本屋や多数の貸本屋が集まっていた地域は、江戸・大坂・京都・名古屋・水戸・仙台といった大都市や有力大藩の城下町であった。これらの知見を総合して考えると、養生論刊行の第一のピークである近世初頭に貸本屋が誕生し、養生論刊行の第二のピークである化政期前後は、また貸本屋の隆盛期でもあったわけで、まさに養生書と貸本屋とは、その蔵書と普及手段という関係が成立するものであったことを予測させる。貸本屋のなかでも最大の規模であった尾張名古屋で明和四年(一七六七年)に創業した大野屋惣八の蔵書目録は、全十五冊が現存しており、書誌学研究においても貴重な資料となっているが、大野屋の蔵書目録のなかには、多数の養生書が含まれている。目録中の養生書をあげれば、次のようである(3)。

〈第二冊〉

『延寿撮要』『養生一言草』

〈第八冊(同冊には「醫書」の他に「養生之書」の項がある〉

『秘傳衛生論』『延壽撮要』（以下「養生之書」の項）『養生訓』『養生辨』『養生論』（頤生輯要）『老人養草』『養生辨』同後篇『古今養生（性）論和解』『百世やしなひ草』『延壽養生談（養生談）』『養生要論』『田子養生訣』

〈第十三冊〉

『秘傳衛生論　後篇』『長命衛生論』『生生堂養生論』『養生主論』『養生俗解集』『長命養生記』

一見してわかるように、本研究でも取りあげた養生書の多くが大野屋の蔵書であったことがわかる。この事実によって、貸本屋が養生論普及の重要な手段であったことが傍証されよう。双方の隆盛期がともに化政期であるだけに、その仮説には少なからぬ期待がもてよう。より詳細な分析は他日を期したい。

2　思想的表現の手段としての養生論

養生書が、前節で検討したように庶民への相当度普及していたとするならば、何かの思想を著そうと考える者にとっては、またとない表現手段の一つであったに相違ない。

この点は、貝原益軒『養生訓』がもつ性格と併せて考察されるべき点である。益軒『養生訓』自体が、すでに単なる保健衛生論に終始したものではなく、朱子学の人生観・倫理観に基づいた道徳論の性格を帯びていたことは、前川峯雄、石川謙、伊藤友信らによって指摘されている。それゆえ、厳密に述べれば、養生論の生活形成論化ないし人間形成論化は、益軒『養生訓』に源をもっていたことになる。さらに遡れば、『醫心方』養生篇における「養神論」も、「修身論」あるいは「道徳論」と考えることができる。したがって、養生論の生活形成論化ないし人間形成論化とはどのような状況をさすのかを明確にしなければならない。

仮説的に述べれば、『醫心方』養生篇にしろ、益軒『養生訓』にしろ、心を養い、徳を履むことは、「無病長寿」のための過程の一様式なのであって、それと関係づけられて意味をもっていた。これに対して、近世後期養生論における生活形成論化ないし人間形成論化は、「無病長寿」との関係が必ずしも明瞭ではない。むしろ、身体的健康と精神的健康とその他の要素（社会・経済・文化・教養など）を鼎立させて把握する傾向すらみられた。この点を考量するならば、養生論の「道徳論（修身論）化」と、「生活形成論化」「人間形成論化」とは概念としては区別することが適当であろう。すなわち、養生論の「道徳論（修身論）化」は、益軒『養生訓』に求められるが、養生論の「生活形成論化」「人間形成論化」は、近世後期に固有の状況であったと筆者は理解する。そのうえで、益軒『養生訓』が有していた性格は、養生論を近世後期にいたって「生活形成論化」「人間形成論化」への転換を基礎づけたと考えることが事実に即した解釈と考えられる。

②bの点は、近世後期養生論が必ずしも執筆者のオリジナルな思想と経験だけに依拠して著述されたわけではないことを示している。最も頻繁に引用された文献は、『黄帝内経』と孫思邈『千金方』であり、張仲景『傷寒論』も頻用された。また、『論語』『呂氏春秋』『老子』『荘子』などの思想書も引用の機会が多く、医学的知見のみならず、人間観・自然観などにおいても中国思想の影響を受けていたこと

は明らかである。

②cの点は、近世中期以降の新興思想からの文化的影響として理解される。一八世紀前半に起こった「石門心学」と一八世紀後半に本居宣長によって大成された「国学」が近世思想に与えた影響はきわめて大きく、とくに庶民階級に与えた影響は無視できない。近世後期における養生論が主に庶民階層に焦点をあてて著されており、心学者や国学者のなかに医師が少なからず存在したことを考量するならば、石門心学や国学が儒教と同様に根底的な課題としていた人間形成や思想形成の一環として、養生論を位置づけたことは明らかである。ここに、養生論の思想的基盤の多様化と、生活形成論化・人間形成論化との関連が生じているといえる。

同様のことが②dについてもあてはまる。「節制主義」それも厳格な節制主義的養生観が近世後期において変容してくることの背景には、近世期の「顕教」としての儒学が朱子学中心の状況から古学・古文辞学の抬頭と朱子学との併立へという状況にいたった思想史展開とともに、さきに指摘した石門心学や国学などの近世期新興思想における人間観が存在していると考えられる。すなわち、古学においてめざされた、「天（天理）」から人間を引き離し、人間の「人性」を「自然」的なものとして把握しようとした思想的態度と、新興思想わけても国学においてとらえられた人間の「情」の承認の態度とは、朱子学に支配され、人間を「天理」なる抽象的観念の下で理解しようとするリゴリスティックな思想的態度を徐々に修正していったとみられる。そのような立場から少なからぬ養生論が著述されつつあったことは、養生の実践論を、「節制」「慎身」という「不老長寿」を目的とした性格から、人間の自然な存在のしかたを追求する、より現実的で現状重視の性格へと転換させていくことにきわめて大きな影響をあたえたとみられる。

3　庶民の健康・生活に関わった思想としての養生論

前述した観点のうち、③で示した三点は、第五章での検討によって明らかになった点であり、ここで再び詳述する要もないであろう。繁をいとわず簡単に示せば、近世後期養生論の表現形式において、その一部で和歌などの韻文形式をとったり、物語の形式を模倣することは、執筆者たちにとっては養生論を庶民たちにとって「接近可能（accessible）」なものにしていくための有効な手段の一つであった。また、それは、庶民たちにとっては、養生論が「受容可能（acceptable）」なものになるための契機でもあったのである。それによって、養生論が近世庶民の重要な教養形成の機会であった読書において、一つの素材とされる可能性が高まったといえる。

また、養生論の記述内容において、主要な記述内容では伝統的な枠組みが継承されつつも、そこで起こってきた養生法の「簡潔化」「日常化」や記述内容の多様化は、直接的に「養生」の概念が覆う内包の変化を示す特色であり、その変化とは、「養生」が、“regimen”から“culture”へと転換したこと、すなわち「摂生」から「(身体の摂生を含めた）教養」へとその内包を拡大しつつあったことに他ならない。この点は本研究の主眼ともいえ、健康形成と生活形成・人間形成の思想的構造を明らかにするうえで不可欠である。それゆえ、この点については、次節以降で具体的な資料に基づきながら、明らかにしていこう。

2　化政期の文化的状況と養生論

本研究で主たる検討の対象となった時代である「化政期（享和・文化・文政・天保）」とは、日本史研究、ことに日本の生活文化史研究においてどのような意味をもっているのか。この課題は従来より重要視されてきた。本研究で「近世後期養生論」をほぼ「化政期」に著述された養生論と同義に用いていることも、化政期が文化史においては「近世後期」の時代的性格を最もよく表しているとの認識に立ってのことである。

この時期に養生論の著述・刊行が空前の盛況を呈したことの意味を改めて検討することは、「近世後期養生論」と呼んだ著作群の思想的基盤や表現形式・内容がある程度明瞭となった時点では、是非とも要求される作業である。なぜならば、近世後期養生論にみられる思想・表現形式・内容に関する諸々の特徴が、「化政期」という時代的性格と何ら相関なく生起したとは到底考えられず、時代の文化的状況に強く影響を受けていると考えざるをえないからである。

その影響については、第四章と第五章において、ある場合には「人情本」と性欲に関する記述の関係や、蘭学の興隆と解剖学的認識の関係というように、問題を特定して具体的に示してきた。それらは、実証的レベルにおいてはなお不充分の譏りを免れないが、仮説としては一応の承認を得られるものであると考える。

ただし、具体的な養生論の記述と化政文化の実相とを限定的に検討するのみでは、化政文化における養生論の位置、あるいは逆に養生論における化政期の意味という全体的構造の把握は容易ではない。

したがって、近世後期における養生論の変容を詳細に検討するためには、「化政期」なる時代状況と養生論の関係を構造的に把握する必要がある。本節では、日本の生活文化史における化政期の意味を検討することによって、養生論の盛況期としての化政期をできるかぎり明確に性格づけることに意を用いたい。

1　化政期の文化史的性格

化政期については、一般的な歴史認識のレベル、例えば大衆に歴史的教養をあたえることを目的として書かれた概説書などでは、必ずしも積極的評価は受けていない、より正確にいえば、いなかった。一言で示せば「暗欝」たる印象をもたれていることが多い。多くの場合、それは、松平定信によっておこなわれた「寛政の改革」が効を充分に奏さぬままに、その反動として、徳川家治および家斉の治政下、あるいは「大御所時代」と呼ばれた徳川家慶治政下の前半期に「文化の爛熟・退廃期」に移行したと説明される。確かに、化政期を「爛熟・退廃の文化の時代」と把握する見解は、津田左右吉以来(4)、家永三郎(5)までの有力な評価であるといえる。

化政期に対する前記のような見解は、すでにこんにちの一般史の研究においては、再検討され修正されつつある。北島正元は近世史研究の立場から、従来の化政期研究が化政期を単純に「幕政の崩壊過程」と規定し、内政外交におけるさまざまな課題に対して無力であったと把握し、さらにその文化も爛熟性・退廃性を指摘するにとどまっている研究動向を反省し、「化政期をたんなる寛政改革の反動期として表面的に理解せず、まずこの時期を全構造的に把握して幕藩体制史における段階的特質を明らかにしたうえで、前後の時期との内面的関連を確定することがのぞまれる。その場合とくに天保改革の直接的準備期としての意義を重視したい」(6)と述べて、化政期を現象面のみで理解せずに、構造的に把握すべきことを主張している。

北島の論説は、主として幕藩体制という政治史的題材について論じたものであるが、文化史についても参考としうる論説であると思われる。事実、あたかも北島の論を引きとるように、化政文化を構造的に把握しようとした試みが表れてくる。それは、本研究でも参照した、京都大学人文科学研究所の研究者によって著された『化政文化の研究』として具体化した。

同研究は、京都大学人文科学研究所の日本文化研究部門における共同研究のテーマとして「日本における市民文化の形成」が選択されたことの結果としてまとめられたもので、林屋辰三郎を編集者として、飛鳥井雅道・赤井達郎・高尾一彦・芳賀登・村井康彦らの日本文化史研究の第一線の研究者を中心に、多田道太郎・吉田光邦ら哲学や科学史領域の人々をも含んだ、総合的な研究陣で臨んだ成果であった。この研究の何よりの特徴は、同研究を含むところの「日本における市民文化の形成」なる研究が、結果的に幕末期・文明開化期にまでその範囲を拡げたものとして構成され、『化政文化の研究』『幕末文化の研究』『文明開化の研究』の三つの報告を生み、『化政文化の研究』がその第一報として位置づけられていることである。

同書の編集者である林屋は、「はしがき」において、

一般に近代文化については、幕末・維新期における外来的要因を重視する傾向がつよく、自生的発展への検討が等閑視されていたように思われる。わたくしたちの多くは、どちらかと言えば、日本の歴史的発展にそって文化を考えてきたので、近世封建社会という特有の時代のなかでの、市民的文化のうごきに、しだいに関心をつよめてきたのである。そのようなことから……まず化政文化に焦点をあてることとした(7)。

と述べている。ここで特徴的なことは「化政期」を「近世」としてではなく、「近代」のあけぼのとして把握している点である。すなわち、化政期とその文化を、元禄・享保―宝暦・天明―文化・文政・天保―嘉永・安政という近世期における幕藩体制の動揺と解体の枠組のひとこまとしてとらえるだけではなく、文化・文政期―幕末期（嘉永・安政・慶応）―維新・文明開化期という日本の近代化過程の第一段階としてとらえるわけである。

同研究のもう一つの特徴は、研究の全体構造を、「時」「場」「形」の三つのディメンションで把握したことである。「時」は化政期の時間的（歴史的）位置について、「形」は化政文化の発現形態について、

それぞれ検討を加えている。わけても、「場」における研究で化政文化の展開を「都市」、とくに江戸に求めたことは、化政期研究についての重要な着眼であった。

『化政文化の研究』の意義は、化政期を近世封建社会とその文化の崩壊期とだけ把握せずに、日本の近代文化への準備期・前提期として位置づけ、それを多元的に実証した点にある。ただし、近代文化の前提として化政期を把握する見解は、それ以前に近世文化史研究の第一人者西山松之助によってなされている。西山は前出の北島とほぼ同時期に「江戸文化と地方文化」(8)なる論文を発表し、化政期を「爛熟・頽廃文化」と規定することに疑問を提出し、可視的文化（小説・絵画・芝居など）のみならず、「行動文化」（西山は、湯治・参詣巡拝・旅行・あそび・食べ歩きなどをあげている）に視野を拡げることによって、化政文化の創造的側面を読み取っている。とくに、商品経済の進展（自給自足的経済の解体）と交通運輸手段の発達によって、中央文化（江戸・上方）の地方伝播を指摘したことは重要であったといえる。

このような指摘を間接的な基盤として、杉仁が、化政期の在村文化に着目して同時期を性格づけたことによって、「化政期」の文化の地方性はより明確にされつつある。杉は、武蔵国三多摩地方の「在村俳人」の実態と、「豪農武術習得運動（具体的には天然心流の普及過程）」をもとにして、化政期における文化の地方化・在地化を指摘し、化政期の時代的特質を、

全国的な商品生産・流通の発達と社会的分業の進展にともなう都市構造・農村構造の変化および地

域市場形成の動きが急速に進行し、これを背景に中・下層までもふくむ広範な庶民各層の文化的力量が、精神文化・生活文化・生産文化をふくめて都市・農村、中央・地方をとわず日本のあらゆる村々・地域々に、さまざまな形でほぼ一様に発揮されてゆく時期にあたる。民衆文化・在村文化・地域文化の時代であり、のちの近代国民文化の自生的な下からの形成力の前提がほぼ出来上がってゆく時期である(9)。

と定義している。いくぶん理念的に過ぎる点もあろうが、先行する研究の総括に基づいた至当な評価であるといえる。

以上のように、幾多の研究者による検討を経て、化政期につきまとっていた「暗欝」たる印象は払拭されつつある。では、化政期は、その担い手たる庶民を実際にはどのように包んでいたのであろうか。

その問題に対して、比較的直接に方向を与えてくれる資料としては、古くから化政期研究に際して好個の文献とされて頻用されてきた『世事見聞録』がある。同書は、文化一三年（一八一六年）に武陽隠士なる経歴不詳の著者によって著されたもので、まさに、化政期の只中で著された著作である。全七巻の本文は、武士・百姓・寺社人・医師・陰陽師・盲人などさまざまな階層の人々の生活実態や遊里・歌舞伎芝居などの風俗を論評することがその内容となっている。

『世事見聞録』の言及範囲は広範であるが、おおむね著作者の化政期における各階層の人々の生活実態や風俗についての見解は、厳しく否定的である。とりわけて、武士や富裕な町人、あるいは寄生地主的豪農に対しては、厳しい批判が記されているが、庶人といえども批判の対象外ではなかった。その批判の要点は、「奢侈安逸」に耽っているという点であった。例えば、次のように指摘する。

又福有者の番頭支配人手代なといへるもの、主人の身上の充満なるを預りて指揮するものゆへ、始終足らさる事を知らず。自ら大気に成、気嵩に成、不人情に成り、己が身の辺鄙に生れ貧賤に育し事を打忘れ、老ひたる父母の艱難をも脇になし、大金を放埒に遣ひ捨、遊女狂ひをいたし、囲い女をいたし、主人の目を忍ひて美服を着し、好味に飽き、物見遊山に格別の奢りを成事、是又已来の風義なり(10)。

扨正路なる小前百姓は、……段々正路なるもの堪かたくなりて様々狂ひ出し、或は悴娘なるものを奉公に出し、または其身他所へ稼に出又は種々利欲の道を働くなとして正路の民減損する也(11)

これらの記述を信頼するならば、化政期においては中・下層民においても、必ずしも窮乏生活だけが生活の実態ではなかったということになる。もちろん、すべての庶民に「暖衣飽食」が約束されるような生活状況ではなかったであろうが(12)、大飢饉もなく、天明の大飢饉の教訓と「寛政の改革」における備荒対策がある程度奏効し、適当な奢侈は可能な状態であったと考えられる。

『世事見聞録』の著者「武陽隠士」は、そのような状況の下で、各階層の人々が従来の倫理観を捨て去っていくことに対して厳しい批判の目を向けているのであるが、逆にこれらの記載によって、化政期庶民の生活のある程度の余裕とその消費の実態を類推することもできる。『世事見聞録』の著者自身は、思想的には伝統的な分限論を肯定する保守的な人物であるといってよいが、著者「武陽隠士」がそのような享楽的生活に警鐘を鳴らさねばならなかったほどに、化政期の庶民生活は、物質的・精神的に急速な変化を遂げつつあったのである。

以上のような先行する専門研究や史料の示すところを整理して、化政文化を庶民生活に焦点をあてて性格づけると、以下のようにまとめることができよう。

① 化政文化は、江戸・京都・大坂・名古屋などの大商業都市を中心として進展し、同地を核とする商品流通経済圏に沿って同心円的に拡大していった。

② 化政文化の発生母地である庶民生活は、近世中期までの生産中心の生活様式から、相対的に消費に力点を置いたものに移行しつつあった。

③ 化政文化を中心的に担ったのは、需要者層としては「株仲間」であり、供給者層としては中・下層町人や他地域から流入した移住民であった。

④ 化政文化の内容は、上方で形成された伝統文化が江戸に伝播し、江戸庶民の生活上の感性に合わせて「大衆化」されて普及することによって主に形成された。

⑤ にもかかわらず、地方からの移住民が流入することによって、地方文化が逆に都市に移入されて、「都市化」する現象も起こった。

⑥ 化政文化の内容は、小説・戯曲・演劇・落語などの感覚に訴える文化のみならず、湯治・旅行・

花見・雪見・舟遊びなどの「行動文化」にまで拡大していた。

⑦ 前記のような文化内容の形成過程で、担い手たる近世庶民は、「人間」を自覚しつつあった。

前記の整理のうち、⑦は、林屋辰三郎が化政期の一文芸（洒落本『遊子方言』）のなかに含まれている庶民同士の会話の分析によって指摘したもので、その会話を、「このやりとりには、人間という自覚が新しい関心となってきた情勢を、一つの背景にもっていると思う。」(13)と論評している。また、西山松之助も、江戸市民を中心とした化政文化の繁栄を、「人間としての成長を示した市民たちの、新しい自己解放運動の展開と考えられる。」(14)と、林屋とほぼ同様の把握している。

このように、化政文化は、多分に限定された状況ではあったが、近代へ向けた庶民たちの「人間」の自覚とその表現のありようとしてとらえられる。

では、こうした状況のなかで、養生論はどのような文化史的位置づけがなされうるのであろうか。以下では、その点について考察してみよう。

2 化政文化としての「養生論」

養生論は、化政文化のなかでどのような性格のものとして把握されうるのであろうか。

結論的にいえば、養生論は「養生書」という書物を通して具体化される以上、文字文化の一形態としての性格をもたざるをえない。他方、養生論に所収された内容は、第五章で詳しく検討したように、伝統的な養生法の他に、温泉や詠歌舞踏・能謡などのさまざまな文化内容を含んでいたから、化政文化に関する諸研究で指摘されたような「行動文化」を必然的に含んでいたといえる。さらに、伝統的な養生法も、身体や精神の行為・行動として具体化される点では「行動文化」として把握することができる。それゆえ、化政文化における「養生論」は、ともに化政期に急速な発展を遂げた文字文化と行動文化の焦点に位置したものであったとすることができる。

いうまでもなく、元禄・正徳期の養生論、あるいはそれ以前の養生論においても、それが書物という形をとり、人間の生活行動を内容としたものであったことには変わりがない。ただし、それらと化政期養生論とでは、質的相違もさることながら、量的な拡大、すなわち普及の度合において、「貸本屋」が各地に出現していた化政期の養生論に優越性が認められる。言いかえれば、マス・メディアとしての書物が大量に普及した状況にあり、また、それらにある程度社会的・経済的地位の低い人々までが接近しえた化政期に、養生論をより文化的に「大衆的」な性格を備えたものとしていく条件が整っていたとみられる。

化政期の文化状況の全体的構造のなかで、養生論を性格づければ以上のような状況になるが、視点を変えて養生論の歴史的変遷のなかで化政期を性格づければどうなるか。本研究の序章でも養生論研究の重要性を指摘し、その根拠として、養生論の量的拡大と化政文化・化政期社会との関係をあげたのであるが、本節の前項で文化史における化政期の意味を考察し、また、化政文化の全体的構造の下で「文字文化と行動文化の焦点に位置する文化」として化政期の養生論を性格づけた以上、平安期から近代まで、さらにいえば、こんにちにまで継続している養生論の変遷のなかで、化政期がもった意味を問う必要がある。なぜならば、ある文化現象は時代状況のなかに位置づけることによってその特性が明らかにされるとともに、一つの文化現象のあり方がその時代状況の全体的性格をそれ自体のなかに具現していると考えられるからである。このような文化の個別の現象と時代状況の関係を、各々の側から検討することによって、そこでの主体である人間の思想がより明瞭なものになってくると思われる。

養生論における「化政期」の意味を考察するうえで参考となるのは、『化政文化の研究』のなかに所収された吉田光邦の所説である。吉田は、同書に「序説としての化政文化の構図」と題した論文を載せ、その冒頭で、化政文化の構造を総括的に論じている。そこでの論評は、養生論にとっての化政期を考えるうえで参考となる。以下にその数節を示す。

けれども江戸期二百数十年、とにかく根本的な政治改革は起らず、政治体制は基本的にゆるがなかったことは、たしかに歴史的にみても驚くべきまれな事実である。この安定した政治体制、定常化した政治体制のなかにあっては、文化もまた政治の定常性の上にしか成立することはできなかった(15)。

官僚体制による政治の定常状態が成立したとき、これまで体制に密着し、体制のなかで純粋培養されてきた文化に、微妙な変化が動きはじめる。政治体制によって保証されるとともに、政治体制によって管理されていた文化、またそれに対応して自己管理のシステムをつくりあげていた文化が、体制から遊離した文化として成長を開始したのである。その動きは多元化の方向にむかう。政治体制のうちに培養されている文化は、いつも政治構造に対応関係をもった一元的な構造をもつ(16)。一元的な体制対応の文化からの遊離は、まず多様な人間の特性を中心とした文化としてスタートする。換言すれば質的な多元性のスタートである。この多元性はやがてそれぞれの周辺に人を集めてグループを形成し、やがては量的な力をもつことになる。それは新しい文化の構造であり、新しい体制を要求するものとなる。化政期は実にそうした多元的な文化のイメージが創出される時代であった(17)。

少々長い引用となったが、吉田がここで主張していることは、近世後期文化全体の構造のなかでの化政文化の特質であり、政治体制に規定され、自己管理化していた文化から、体制より遊離し、多元化した文化への変化であった点である。

吉田のこの指摘は、近世期における養生論の変化をも説明しうるものであると思われる。すでに述べてきたように、日本の養生論の歴史的変遷において、貝原益軒『養生訓』の刊行は画期的であった。それまでは、神仙術の影響を受けた延命長寿論であったり、仏教の修業法として伝えられていたり、あるいは特定の医学的立場に立った保健論として養生論は存在していた。それらは、おおむね程度の差はあれ、中国医書、なかでも『黄帝内経』『千金方』『養生要集』などを祖述、あるいは多用したものであった。これに対して、益軒『養生訓』は、中国医書・思想書が大量かつ適切に参照・引用されているにもかかわらず、その内容の骨格はあくまでも益軒自身の言葉によって書かれ、彼の生活の経験が豊富に加えられていたとみられる。

しかも、益軒『養生訓』は、単なる医師の手になった著作ではなく、元禄同時の江戸幕府の統治下において正統的教学とされた朱子学の継承者であった貝原益軒によって著されたものである。それゆえ、益軒『養生訓』は、吉田が指摘したところの「体制に密着し、体制のなかで純粋培養されてきた文化」にきわめて近いものであった。益軒の思考態度が朱子学者には稀なほど実証的なものであったことが、『養生訓』をきわめて説得性のあるものにしたことは確かであったが、それを支えた思想的基盤は、当時の幕府や諸藩の政治哲学としても機能していた朱子学に他ならなかったわけである。

その意味では、益軒『養生訓』は養生論の長い歴史において、初めて政治体制とそれを支えた哲学に対応して、それを論理的かつ肯定的にとらえた養生論であったといえる。吉田の指摘に基づけば、『養生訓』は、政治体制とその哲学に対応して「自己管理のシステムをつくりあげていた文化」としての性格を濃厚にもっていた。さらにいえば、益軒『養生訓』は、『醫心方』以降、『延壽撮要』や『養生主論』にいたるまで、神仙系や後世派、あるいは古医方の一部の養生論を内容的に集約するとともに、思想的には封建社会における人間観や世界観を規定した朱子学へ一元化を試みたものであったとすることも可能である。

益軒『養生訓』を前記のように性格づけるとすれば、益軒『養生訓』で一応の集約がおこなわれた日本の養生論は、宝暦・天明期の比較的静穏な状況を経て、寛政期から再び活発化し、文化・文政・天保期で空前の展開をみせることになる。その展開は、吉田が指摘した「官僚体制による政治の定常状態が成立したとき」に「体制から遊離した文化」が成長しはじめたことと重複することになる。すなわち、化政期養生論は、「一元的な体制対応の文化からの遊離」の端的な表れとしてとらえられるわけである。そして、それが「まず多様な人間の特性を中心とした文化としてスタート」することは、化政期養生論の執筆者が医師にとどまらず、小説家・神官といった人々に拡がり、思想的にも儒教・神仙思想・国学・心学・蘭学に多様であったということなどと重なり、そのことは、まさに「質的な多元性のスタート」に他ならないといえる。

このように、吉田の所説にしたがって養生論の変遷をたどってくると、化政期養生論は、化政文化一般の性格と実によく対応したものであることがわかる。そして、養生論にとって「化政期」とは、朱子学という道徳哲学であると同時に政治哲学であり、また科学哲学でもあった思惟体系に一元化されていた養生論が、多元化・多様化して、それによって人間の生活自体にその基盤を求めるようになった時期であったと性格づけられる。

もちろん、この性格づけは、化政期養生論においてなお朱子学の観念的思惟様式を採用したもの（例えば後世派養生論がその典型である）もあったことから、必ずしも全面的に肯定されるとは筆者自身考えていない。だが、その化政期の後世派養生論のなかにさえ、谷了閑『養生談』のように、「安眠甘寝」、すなわち怠惰な生活を「御咎ハ大名富貴ノ上ニコソ飽クマデ多ク侍リキ」(18)として、『世事見聞録』と同様に、身分制を越えた厳しい批判をしているものが存在することから、すでに政治体制からの「遊離」は、否定しがたい事実として化政期養生論の基底的条件となっていたと考えてよい。

それとともに、第五章でみたような化政期養生論における表現形式と内容の多様化は、一定の定型的な倫理に自己を適応させていく「適応主義」的な朱子学的生活観の産物ではなく、生活する主体としての「人間」を具体的に実現しようとする創造的生活観・人間観の産物であるとみてよい。そして、それは、西山松之助や林屋辰三郎が指摘した、化政期都市庶民の「人間」の自覚とその自己解放を基底にもった現れ方であると理解することができる。近世後期養生論でも「人間」なる概念は、頻繁に用いられた（例えば、伊東如雷『攝養茶話』など）。

以上のように考察してくると、近世後期養生論の記述には、それを検討することによって、これまでの論を実証しうる、近世後期庶民の自然観・生命観・健康観などが明確になる内容が含まれていると思われる。次節では、そうした近世庶民の思惟様式を、養生論を通じて把握することによって、前記の仮説を実証していくことを試みたい。

3　近世庶民の自然観・生活（命）観・健康観

近世後期の養生論の思想と内容を多様化させ、養生論そのものを一元的な体制適応の文化から、多元的で生活主体としての「人間」の自覚を示す文化へと転換させていった根底には何があったのか。端的に言えば、そこには、社会状況と経済構造、そして化政文化全体の動向に規定された、近世庶民（ことに都市庶民）が意識的にせよ無意識的にせよ抱いていたところの生活や自然、あるいは健康についての考え方が存在していた。前節で概観したような化政文化の特質も、近世中期から近世後期にかけての庶民の生活や人間に対する考え方の変化の結果であるともいえる。

また、それを逆に言えば、近世後期養生論の記述のなかにこそ、近世庶民の生活観や自然観、あるいは健康観を析出しうるということになる。本節では、近世後期養生論に包蔵されている自然・生活・健康についての考え方を明らかにすることによって、近世後期における養生論の文化的性格の変容を論証することを期したい。

1　近世後期養生論における自然観

近世後期の日本人が、自然に対してどのような認識をもっていたかという課題は、日本思想史における重要課題であった。それゆえ、この課題については、従来から数々の研究がなされている。そして、それらの研究成果が示すところを集約すれば、次の諸点になる。

① 古代・中世、あるいは近世前期の人々が自然に対する客観的認識をもたなかったのに対して、近世中・後期にいたって、若干の思想家（三浦梅園・安藤昌益など）によって、自然を客観的に把握しようとする試みがなされてきた。

② その自然への客観的な注目は、人間の社会的事象への注目とパラレルに対応していた思想的動向であった。

③ しかしながら、思想的動向の大勢、ことに庶民思想のレベルでは、依然として、自然は客観的認

識の対象とはなりえず、人間の存在と同次元で連続的に把握されていた。

④　庶民的なレベルにおいて、自然に対する客観的認識が成立しはじめたのは、明治期になってからであった。

以上の整理は、日本思想史研究の成果のごく簡単な要約に過ぎない。いま少し、具体的な所説に即して検討したい。

三浦梅園の研究を通じて、近世日本の科学的認識の発達を跡づけようとした、科学史・技術史家の三枝博音は、日本の近代以前における自然認識が体系的なものではなかったと指摘して、次のように述べている。

日本人が自然という言葉を今日のような意味につかいはじめたのは、西欧思想が滲透しはじめてからのちで、それより前は、つまり明治の中頃より前は、「おのずとそうなること」というようにしか解しえなかった。もし山や川や草や木や、日や月や星や、鳥や魚や虫の世界のことだったら、「天地」の二字で用を足していた(19)

つまり、近世日本人における「自然」は“naturally”の意味で用いられていたのであり、“nature”そのものは、「天地」の概念で表されていたというわけである。この「天地」の概念は、古くは中国古代思想のなかに端を発したものであると思われるが、非常に早期にわが国の古代思想に同化した概念であった。「天地」の概念は陰陽五行説のなかにも含まれているが、典型的には、『老子』第七章の「天長地久」の一節がある。また、日本の古代思想の集大成であり原典でもある『古事記』のなかで、「天地初めて発けし時、高天の原に成れる神の名は、天之御中主神。次に高御産巣日神。次に神産巣日神。……」(20)のようにふれられている。

この「天地」の概念は、古代・中世と継承されて、近世初頭において、さらに強化される。その強化因子は、いうまでもなく、朱子学であった。朱子学の基本的理論の一つであった「天人合一」論は、日本人が元来もっていた「天地」概念を「人道」と抱き合せて把握することによって、より明確に"nature"を性格づけた。それは、自然を人間にとって連続的かつ同質的な存在と見なすことであった。この点について、近世日本の思想構造を、朱子学の展開と徂徠学の成立を中心に分析して、近世日本思想史研究に大きな足跡を残した丸山真男は、朱子学の根本概念として「理」を求め、

それは事物に内在しその動静變合の「原理」をなすといふ意味では自然法則であるが本然の性として人間に内在せしめられるときはむしろ人間行爲のまさに則るべき規範である。換言すれば朱子学の理は物理であると同時に道理であり、自然であると同時に道理であり、自然であると同時に当然である。そこに於ては自然法則は道徳規範と連続してゐる(21)。

とそれを説明している。すなわち、朱子学においては"nature"としての「天地」は「人道」つまり実

践倫理と連続したものであったと解しうる。
この「天人合一」論は、『黄帝内経』を典拠とした後世派医学に影響を与え、その医学理論を根底で支えた観念体系の一つとなっていた。後世派に属する養生論もまた例外ではなかったし、近世後期においても事情は同様であった。例えば、いくつかの近世後期養生論では、明確にこの「天人合一」論が示されている。

谷了閑『養生談』
「一身ヲ以廣ク天地ヲ見レバ、天地ノ間ニ生ズル物ノ子細ヲ極レバ一身ト同ジ」(22)

伊東如雷『攝養茶話』
「人間は本来天地の精氣を受生れたる小天地なれば、常に天の道地の理に法、勤時は則天地の道に従ひ、合ふ故自然と災難も除き、齒徳倶尊、子孫も長久に榮べき也」(23)

百瀬養中『養生一家春』
「陰陽乃理善悪の義と生を養ふの道病を治するの術理二つならざる事を世の人々と醫を業とする人〃深く是を辨へおそれつ丶しみて一箇小天地の元陽一氣を害なひたまふ事なかれ」(24)

本井子承『長命衞生論』

「其人は天地の恵にて、陰陽和合により生たるなれば、天利を辨ぜずんばあるべからず、天の氣に叶ふよふにするならば、運もよろしかるべし長命なるべし」(25)

大口子容『心學壽草』

「それ天陽一元の氣、天を貫き地をつらぬき、山川河海をつらぬく、元氣一にして實理なれば、至らざる所なく、兼ずと事ふ事なし、されば萬物が即天理にして、天理が即萬物なり」(26)

この他にも、「一養生は天地自然乃道に背かさるを本とす」(27)(淺井南皐『養生録』)など、多くの養生論が、「人は一箇の小天地」という「天人合一」論に基づいた自然認識を示している。

こうした近世後期養生論の自然認識は、特に人体と自然とをその構造・機能においてアナロジックに対応させようとする姿勢に端的にあらわれている。谷了閑『養生談』は、その姿勢が顕著に示されているので参照してみよう。

青天白日ノ時ハ無物無事ニシテ天モ無病ノ時也、忽ニ雲興リ雷鳴稻光スルハ是物ナキ所ニ物生ジ事ナキ所ニ事起ル即天ノ病也、忽ニ雲興ルハ人ノ俄ニ痰氣胸ニ聚ルガ如シ、雷ノ鳴事ハ人ノ腹中ニ火動テ腸ノ鳴ガ如シ、雲ハ水也雷ノ響事ハ水雲火氣ヲ包デ火内ニ動テ走テ鳴物也、人ノ腸ノ鳴モ火也、痰ハ水也雲モ亦水也、天ニ雲ナキ事アタハズ人ニ痰ナキ事アタハズ、……痰ハ氣ノ上ルニヨリテ胸ニアツマル、天氣ハ降リ地氣ハ昇ル、其昇ル事偏ナル時ハ久ク日照シ久ク雨フル、天地順ナラザル時水アツマリテ雲トナル、人ノ氣塞リ滯レバ水凝テ痰トナル、雲ハ天中ノ病、痰ハ人身ノ病ナリ、痰ヲ見ル事雲如ク也(28)

この了閑の自然現象と人体現象をアナロジックに把握する姿勢には、近世後期の庶民階級の自然認識が率直に示されているとみることができる。

だが、こうした「天人合一」論も、古医方の立場から修正が図られる。最も古医方の立場に忠実に即した養生論である、中神琴渓『生生堂養生論』では、自然を「天地表紙」と独特の概念で呼び、これを「青表紙」、すなわち書物によって得られる観念のみの知識に対立させている。同書では、「虚々實々或ハ虚實ヲ詳スル抔云テ甚ダオコガマシケレドモ天地表紙デ見レバ虚ト實トハ自然ト天質ニテ醫ノ闘ル所ニアラズ」(29)と記されており、「虚実」概念は、自然界に適用される概念であり、人の「内なる自然」を取り扱う医学の範疇に属するものではないというきわめて厳密な区別がなされている。

もちろん、この記述によって、琴渓が近代的な自然観すなわち自然一般の法則性と特定の自然現象・存在に固有の法則性とを構造的に把握する自然観に到達したとすることはできない。だが、琴渓の自然認識は、いわゆる自然としての「天地」と「内なる自然」としての人体の構造・機能とに、各々異なった法則性が働いていることを理解しつつあったことを示しているとみることは可能である。そこには、

「天理」と「医理」とは峻別しようとする古医方の実証的科学精神が反映している。

そして、こうした精神は「天」を基準として、その従属関係において人間をとらえる人間観から「人間」自体の存在のしかたに着眼していく人間観への転換を導いた、と考えることができる。その転換は、化政期の文化が「人間」の自覚に基づいた文化として展開していくことを根底で基礎づけたといえる。

だが、近世後期養生論における自然認識の転換、典型的には、『生生堂養生論』にみられる古医方的自然認識は、同時に近世後期養生論における自然認識の限界を示したものでもあった。というのは、古医方に基づく養生論のなかで、その自然認識の実証性において『生生堂養生論』を越えたものは遂に著されず、一方において、蘭学に基づいた養生論でも、陸舟菴『養生訓』のように、個別の事象に対する西欧的知見は蓄積されながら、それを統一する自然哲学的論理に関しては不充分なままであったからである。

そうした混沌たる状況は、明治初・中期の近代化（西欧化）において、西欧の自然哲学を受容することによって、表面的には解消してしまうが、近世後期におけるさきの混沌たる状況は、三浦梅園のような一部の先見的な知識人を除いて、近世人を自然と人間を構造的に把握することに向かわせずに、人間自体への関心を深める方向に向わせたといえる。その理由としては、封建的身分制の強固さや朱子学の権威などの要因を想定することはできるが、現段階では詳らかに論じえない。しかしながら、近世後期養生論のなかで、後世派以外の、いな後世派といえどもその一部においては、いずれも人間自体の存在についての強い関心を示しつつあったことは、第五章における近世後期養生論の内容の検討に照らしてみても明らかである。

すなわち、近世後期養生論における自然認識は、自然一般から人間の存在自体を抽出することによって、人間とそのあり方、すなわち「生活」への関心を深め始めていくうえでの前提であったのである。

2 近世後期養生論における生活（命）観と健康観

自然についての認識において、前項でみたような展開を示している近世後期養生論は、そこで着眼しつつあった「人間」の生活自体についてどのような認識の傾向を示していたのであろうか。そして、その課題は、「生活」が人間の「生命」の展開の過程ととらえられる限り、近世後期の庶民にとって「生命」自体がどうとらえられていたかという課題と深く関わっている。

いうまでもなく、近世後期養生論に限らず、養生論自体は、「不老長生」「無病長生」を目的として、それらをより確実にしていくための生活実践としての「養生」のあり方について述べたものであるから、「生命」に高い価値があたえられていたのは当然である。益軒『養生訓』でも、その冒頭で、「人身は至りて貴くおもくして、天下四海にもかへがたき物にあらずや」(30)と、人命の尊さを強調していることは、つとに知られているところである。

近世後期養生論においても「多病に命短くば天授の大才ありとも、百事成事なく官禄財寳も何にかせん、故に洪範にも壽を五福の第一とし、孟子は達尊の一と称す、命ほど貴はなし」(31)（田中雅樂郎『田子養生訣』）、「右五福の最に壽を演、金銀にもかへがたきは命也、故に長命は福分の第一といへる也。」(32)

（本井子承『長命衛生論』）などと記されており、その傾向は変わっていない。

ただし、そうした養生論における生命を重視する姿勢が、近世中期までと近世後期とでは明らかに異なっている。近世中期までの養生論の生命観は、「長寿」願望に規定されたものであったといってよい。「長寿」こそが万事を円滑に運ぶための最も重要な与件と考えられていたのである。『醫心方』養生篇がそうであったし、益軒『養生訓』ももちろんそうであった。

それに比して、近世後期養生論の一部においては、時間的側面からのみ生命を把握した「長寿」を尊重するだけでなく、その生命の質を問うものが表れてくる。

まず、「養生」を必ずしも「長寿」と関係づけない傾向が表れてくる。ここでは、二つの養生論における記述を検討してみよう。

松本遊齋『養生主論』

「扨又世の人養生といへは只命ををしむやうに心得侍士又出家などの有ましき事などそしる人あり養生と夭壽は別の事なりといへども不斷養性を守る人は無病にして天壽を十分に全して死期に及んで苦惱なし平日不養生にして身を守り愼まざるは常に多病にて快樂をも十分になりがたく終に長病に臥して身體苦痛し晝夜家人乃厄介をかけあまつさへ二便だに人手にかり後には女房わか子弟にさへ飽るゝゆうなるはいとも淺間しき事なりけり」(33)

鈴木朖『養生要論』

「世人長壽の人を見ては、必養生の良方あらんとゆかしがりて尋ね問ひ、長壽の人も亦みづからほこりて、養生のよきによれりとする者多し、されども多くは天幸なるべし、天性尫弱多病、或は不慮の疾疫にて短折するは、あながちに養生の行届ずとはいふべからず」(34)

ここで、松本遊齋の場合は、明確に「養生と夭壽は別の事なり」と記している。そのうえで、養生を守る人は健康を保ち、天寿を全うしていることを主張している。そこでは、結果的に養生の有効性を主張しているのであるが、養生と寿命とは必ずしも相関しないことを前もって述べている点に、「長寿」観に規定された養生論の生命観が、そこにいたって変化してきていることが表れている。これに比して、鈴木朖の場合は、養生の有効性自体に対して、必ずしも積極的に把握せずに、長寿については「多くは天幸なるべし」と、比較的冷淡にとらえている。その点では、遊齋よりも朖の方がよりリアリスティックであるといえるが、両者とも「養生延寿」観ともいうべき、養生は寿命を延ばすための行いであるとする考え方からの脱却を示している点では共通している。

では、養生を長寿の達成という目的から分離した場合、養生において生命の展開は、何を目的として方向づけられたのであろうか。鈴木朖『養生要論』は、前述のような立場に立っているだけに、その点についても明らかにされている。次の記述によって検討してみよう。

塞上の翁は禍に遇うても憂へず、福ひに遇うても喜こばず、變化の常なき事を知て、心をやしなふ養生の道に、しばし〳〵と世を観ずるしかたあり、是を厠にゆくに譬ふ、厠は冬寒く夏あつくして、殊に臭穢の所なれども、入居たる心ちさまで悪からず、善き分別もこゝに出来ぬといふは、永住をせずしてたゞしばしとをもふに因れるなるべし、……長病の人醫薬を求め、祈禱を乞ふは、たゞ介抱人の心を休むるのみにして、深山の人、或は貧窮乞丐の輩は、さるべき日數さへかゝりぬれば、おのずから平癒するものなる事をしらず、……惣て世の中の事、皆しばし〳〵とおもへば、いかなる辛抱もならずといふ事なし、猶其大なる事をいはゞ、人間一生は、壽夭貧富ともに僅の争にて、たゞしばしの程の事なれば、禍福善悪共に、貪着するにたらず、是塞翁が、世界を厠と心得たる、安心延壽の道の一端なり(35)。

この記述は、近世後期養生論における生活観・人生観、ないしは世界観を端的に表したものであるといえる。そこにあるのは、自己の生を淡然と肯定していく庶民的なオプティミズムである。もっとも、腙は、この記述の前において、後世派的な養生観や道家の言などを「無益のたは言」として退けていることから、養生の有益な方法をもとめた点では必ずしも人間の寿命に対して完全にニヒリスティックに対応していたわけではない。だが、腙が、養生のあり方を、周囲の状況に適応し、そこでの生を肯定的にとらえていくことに求めていたことはほぼ明らかである。

したがって、程度の差はあれ腙のような立場に立った場合、そこでの養生は、単に生の継続や無病のみを目的とするのではなく、自らの生をいかに質的に充実させるか、朖の言にしたがえば、いかに「入居たる心ち」の良い「厠」にしていくかをも積極的に課題としていく必然性を有するようになってくる。

近世後期養生論では、この課題を内容として積極的に設定して論じたものが少なくない。近世後期養生論において、生活そのものの質的充実について論じた著作としては、本井子承『長命衛生論』をあげることができる。同書については、前章までで、その思想的系譜においては後世派養生論に属し、「下之巻」を中心にして故事・歴史上の逸話が引用されていることにふれた。ここでは、さらに同書の細部を検討していこう。

『長命衛生論』の特徴は、歴史的逸話の引用が豊富であり、これが同書の養生論の重要な内容になっていることである。その典型的な例は、「中之巻」の「忍をおもはず身を傷忍を以身を保巧をなせし人のたとへの事」という項である。同項では、「昔より一朝の忿を不忍、己が欝憤をはれせば、心すむとおもひ、人を仇して後に我身の苦となる事有、是あとへ手のまわらざるゆへならんか、……凡養生の道も忿と恣とをこらゆるにあり、忍の一字を能まもるべし。」(36)と記されており、養生の道が「忍」の概念で把握されている。

だが、この「忍」の概念は、例えば、飲食を節するとか、色欲をこらえるという、身体に課せられる忍耐力とは直接関係づけられていない。むしろ、そこでは、精神的忍耐力、しかも社会的能力としての精神的忍耐力が問題とされている。そして、そのことを一層具体的に説くために故事を多用している。

例えば、次の例をみよう。

論語曰、父母病是憂、孝経曰、身体髪膚亨之於父母不敢毀傷孝之始也(37)
昔趙の国の臣下に兼頗藺相如といふものあり……(38)
前漢の韓信は、大勇智謀にして軍術をよくせし人にて、漢の高祖の大元帥となりて、楚の項羽の大敵を亡し、漢の天下四百年の基をなせしは韓信が働也、……或時准陰の市へ行けるに、若きもの共韓信を侮、汝劔を帯ているが見事人を切や、人を切らは我を切、得きらずは我股をくゞるべしといへり、韓信しさいなく股をくゞりぬ、……(39)
昔越王句践呉王と合戦して、敗軍し会稽山に逃のぼる、呉の勢段々取囲てすべきよふなし、依之いろ〳〵と謀て降参して命を助られん事を乞給ふ、……何か至ていやしきわざをなさしめ置しに、越王よくまもりてつとめ給ふ事三年、……其後三年にして越王軍をおこして、呉を攻合戦ありしに、終に越王勝利を得給て、呉の国を取給ひし、……(40)

この項では、有名な「韓信の股くぐり」や「会稽の雪辱」の故事、あるいはその他にも、諸葛孔子明の「五丈原」の故事を引きながら「忍耐」の徳を説くなど、故事逸話によって忍耐の重要性を論じている。

また、同じく「中之巻」の「長命養生を心がけるには和順をおもふが宜き事」の項では、「本能寺の変」における織田信長と明智光秀の間柄や、「保元平治の乱」における源為義と源義朝の間柄をあげて、君臣父子にあっても「和順」の関係を保つことが双方の長命の基になることを説いている。

次に、同じく「中之巻」の「居家四本の事」では、四つの家を立てる（斉家）ための基本的事項を挙げている。すなわち、次の四つである。

一読書起家之本　よみ書さん用は家を起べし
一循理保家之本　理に循は利に叶家を保べし
一勤倹治家之本　油断なく勤て倹ならば家を治
一和順齊家之本　家内和順ならば家を齊べし(41)

これらは、いずれも身体や精神の健康とは次元を異にした、家庭の和合ないしは社会的な安寧についてふれている。

さらに、「下之巻」にいたると、その傾向はさらに著しくなる。「長命を心がけるならば天利をおもふべき事」の項では、「天の氣に叶よふにするならば、運もよろしかるべし長命なるべし、天の氣に不叶ば、横過災夭なるべし。」(42)「其天地の中に人程靈なるはなし、此故に天地の内一切皆せかいの事、人の爲になり、人をたすけ、人の用を辨じる事のみなり、是又自然と天の惠なり」(43)と記述されており、人の生が究極的には天の支配するところのものであり、そのもとで「自他共栄」の生を営むべきことが示されている。また、「身の無事安堵をおもふならば自然の道理をおもふべき事」の項でも、「養生して病をふせぐとも、天のにくみをうけなば祟禍至べし、天の祟禍いたらばのがる丶道なかるべし」(44)と、前項と同様の記述がなされている。次の二つの項、「身を大事にかけるならば國恩をおもふべき事」「國恩を難有おもひ奉らば常に心得てよろしき事」では、いずれも、国、さらに言えば当時の政治体制に対して、尊敬・恭順の意を抱くべきことを主張している。その代表的な箇所を引用しておこう。

士は君の恩を以身安、劔戟野戰の危事なく、農家は耕作して、夜は手足を寛として安寝、走去の難なく、工職の身は日々働て其賃銭を以、妻子をはごくみ、商家は山海をへだて丶金銀の取やり、諸の荷物の運送、遠國の交易、所々の出店、國々へ賣買無滯、朝夕身のやすきは御治世之徳なれば、昔の世の渡にくきへがたく、難儀なる事のありしを引合て、今の世の難有をおもふが、國恩を尊敬し奉ならん(45)。

以上のように、『長命衛生論』では、その内容の少なからぬ部分が、身体や精神とは区別される社会的・道徳的・倫理的事項について論じている。ここには、すでに養生論が「修身論」に比重をかけつつあったことが示されている。それは、益軒『養生訓』のように、身体や精神の健康を修身論に関係させて論ずるというよりも、修身論自体が養生論のなかに独立した存在として包括されている構造を示している。その点に、近世後期養生論において、修身論や社会生活に関する記述が大きな存在として位置づけられつつあったことが表れている。そして、その動向は、まさに人間の生自体を質的に充実させる養生論の化政期的性格の表れであるとしてよい。

近世後期養生論のなかで、最も「生」の質的充実を積極的に論じていった著作は水野澤齋『養生辨』である。『養生辨』については、第四章で触れたし、その内容についても第五章で若干紹介している。そこでは、同書が、その養生観において楽観的な立場をとっていることや、記述内容の範囲の多様性を指摘するにとどまった。ここでは、さらに同書における生活形成論に焦点をあわせて検討する。

『養生辨』前・後篇のなかで、著者水野澤齋の生活に対する考え方が最もよく反映されている箇所は、前篇「下之巻」と後篇「巻之下」である。前篇「下之巻」のなかで、澤齋が生活の様式について基本的な見解を示している記載は「福禄壽之辨」である。同項では、「一福禄壽の三つは皆人の好む所なり、然れども其本を勤めざれば是を全ふすること能はず、福の本は倹約にあり、禄の本は忠義にあり、壽の本は養生にあり。」(46)と述べられており、生活の内部構造をほぼ「福」(経済)、「禄」(道徳・倫理)、「寿」(健康)の三つに措定している。この点をもってしても、澤齋の「養生」概念が、狭義には「長寿」として現実化する身体の健康の達成を内包としながらも、広義には経済・道徳、さらには文化・教養などを総括する総合的な概念として性格づけられていたことが判然としてくる。

この概念上の構造を補うようにして、同書同巻では、「福禄壽之辨」の後に、「金銀錢之辨」では、「金銀錢を敬する心になれば今日の世帯向世事御用の外に用ひがたし」(47)などと述べて、経済的生活の安定倹約の意義の必要を説き、「陰徳之辨」では、「然らば家督金銀を貰ふより善き心を貰うこと廣大の慈悲なり」(48)「陰徳の行ひは金銀を費すにもあらず人の難儀を救にもあらず、唯人の爲べき様に眞法に勤むる事なり」(49)と述べられて、実直に生きるべきことが説かれている。

この他にも、同書同巻では、「嫁入之辨」「遊女之辨」「火難盗難之辨」などさまざまな項があるが、注目すべきは「三惚之辨」である。そこでは、次のように説かれている。

三惚とは三ツの惚ものといふことにて第一は我が住所に惚ること也、我が住所に惚れざれば、その所に長く止まることあたはず、……第二には家業に惚ること也、我家業が辞になり他の家業をうらやましく思ひ、或は遊所遊藝勝負事に惚て上手になれば必ず身代を破るもの也、尤諸藝も開欝にして養生の一助なれば少しは稽古も宜しきこと也、かならず上手をうらやむべからず。……第三には夫妻に惚ること也、女が亭主をきらひ男が女房を辞がる様になれば必ず家をたもちがたし、……右三惚を護る者は繁華田舎の隔なく我が住所を都とおもひ偶々賑はしき都会へ出ても兎角故郷へいそぐものなり(50)。

この記述では、居所・職業・伴侶という、人間の身体と精神とを囲繞する三つの条件を肯定的に把握することによって、生活を充実させることを主張している。

さて、『養生辨』後篇「巻之下」では、前篇「下之巻」での諸々の記述を受け継ぎつつ、それらを概念的により整理している。それが「身養生三難問之辨」「心養生之辨」「家養生之辨」の各項である。「下之巻」の前に附されている「題言」では、「下之巻」の全体を要約している。そこでは、「一夫養生に三ツの法あり、古人是を三養生を云、身養生、心養生、家養生、是なり」(51)と、養生を三つにカテゴライズしている。各々に対する説明を次のように試みてみる。

身養生とは御公儀を恐て御法度を守り、病をおそれて酒食房事を節にし、風寒暑濕を伏て外邪を遁れ、立居歩行を静にして怪我誤をせざる事也(52)

心養生とは常に怒と慾とを堪ゑ、心に耻しと思ふ事を爲ざる事なり、心は清浄にして形なし、故に是を養ふも食を以て養ふ事能はず、義を以て心の食とす、義は宜なり、時の宜を得て心を辱ざるを義と云、義を以て心を養ふ時は愧なくして樂みふかし(53)

家の養生とは家内和合して家業を精出し倹約を守りて吝嗇せず、入金より出す金を少くし、万一不時の災難にて出金より入金少ければ、外見を厭はずくらし方を逼塞にし、貧乏に先立て困窮すべし、斯のごとく身を愼て倹約すれば、天の恵を得て相應の財寶を貯ふ身となるべし、財寶たらば其家全く長久なる事疑なし(54)

後篇「巻之下」は、おおむね前記の引用を詳述した篇であるが、この「題言」によって、身体・精神、そして家庭を中心とした社会的集団において良好であることが養生の目的となることを明らかにしている。そして、「右三養生は鼎足の如し、心病ときは身を傷り、身病ときは家を傷り、家病ときは心を傷る、めぐり〜て環の端なきが如し、」(55)と、三者相関論を展開していることは、澤齋が人間の生活を総合的な現象として一体的に把握していることを示している。

そして、以上のような生活観は、その健康観にも変化を生ぜしめている。同篇同巻の「身養生之巻三難問之辨」では、「答凡て俗人は無病といへば風寒も感ず頭痛もなき様に思ふ心得違ひなり、」(56)と述べられて、従来の「無病長生」観の検討を試みている。さらに、後段では、「尤人は病の器ゆゑ、聊の小病なき事能ず、大病だになくば無病といふべし」(57)と記されており、小さな疾病の罹患に対してはむしろ楽観的に把握されている。いうなれば、「従病」思想、あるいは「一病息災」観の出現といってもよい。

このように、水野澤齋『養生辨』に盛られた思想は、人間の生活を、「長寿」「無病」、あるいは「徳」などの価値から一元的に把握するのではなく、それらのトータルな視点の下で把握することがその根底にあったといえる。そして、その下での「養生」は、従来の無病長生の方法としての養生に比して、その意味がきわめて拡大されていたといえよう。

4 「養生」概念の拡大と変容

これまでの考察によって、近世後期養生論に表れた自然観・生活(命)観・健康観が、人間と観念的な自然観の下で把握しながらも、徐々に人間存在の自律性を認識しはじめ、それに基づいて生活観や健康観も、単に「長寿」や「無病」を尊ぶだけでなく、生自体の質的充実を総合的に把握する傾向に至っていたことが明らかになった。

近世後期養生論における、以上のような思考様式の転換は、必然的に養生論のなかの「養生」概念自体を変容させていった。それは「養生」概念が適用される内包の拡大という動向として表れたきた。水野澤齋『養生辨』前篇の「福禄壽之辨」に典型的に表れたような、養生論で対象とする人間生活を健康の他に経済・倫理・道徳を加えて、多元的に把握する姿勢は、「養生」概念が適用される内包の拡大の具体化であると解してよいと思われる。

実際、『養生辨』前篇において、澤齋が次のように記していることは注目に値する。

一此書末に人相陰徳婚姻などの雑談を擧るは養生書の本意を失ふに似たり、然れども養生に内外修養といふことあり、内とは飲食色慾等を愼みて身より病の発む爲の愼なり、外とは我相を察て身の程を知り陰徳を積て子孫に孝道を行はしめ婚姻を正くして夫婦の和をなし、その外己が行を正くして他より害せられざる爲の要愼なり、むかし張毅といふ人は行往座臥の勤め、風寒暑濕の防には深く心を用ひしかど酒色に荒みて夭死し、單豹といふ人は酒色色欲の愼は深かりしが氣強にして山林に入虎を手どりにして喰殺されしといへり、然らば内養生の法を修しても外衛生の道を失へば、又天命を保がたし、故に飲食男女疾病雑談惣じて修養の補助となる事は盡く擧て参考に備ふ（傍点は引用者）(58)。

ここでは、澤齋自身、「此書末に人相陰徳婚姻などの雑談を擧るは養生書の本意を失ふに似たり」と記して、自身の著している養生論が従来の養生論と異なって、雑多な内容を含んでいることを認めている。そして、それを理論化するために「内外修養」の概念をあげている。すなわち、身体の健康についての生活実践が「内修養」であり、精神の安定や「積徳」「和順」などの実践は「外修養」とされているのである。それを、澤齋は別の言葉で、「内養生」「外衛生」と表現している。澤齋の思想のなかでは、「養生」と「衛生」を、それぞれ別の内包をもつ概念として区別されていたとみることができる。そして、『養生辨』でふれられているさまざまの雑多な内容は、主に「外衛生」に関わった諸事項であったといえる。

このようにみてくると、少なくとも水野澤齋『養生辨』においては、「養生」の概念が、人間の生活全体を総合的に包括するものとして拡大されてきていることが明らかである。また、前節で取りあげた本井子承『長命衛生論』で歴史的教養を道徳論と同時に供給していた点は、やはり「養生」概念の内包の拡大として考えることができる。

こうした「養生」概念の拡大は、いかなる背景の下で派生したのであろうか。一つには、すでに述べたように、化政期の各文化領域における「人間」の自覚とその表現という現象が影響していたことは明らかである。だが、さらにもう一点考慮しなければならないことは、前節で検討した近世庶民の生活観や健康観、さらには倫理観が未分化であったということである。この点について、民俗学研究の立場からいち早く指摘したのは、柳田國男である。柳田は「女性生活史」という小論のなかで、次のように述べている。

我邦の道義用語が忠から孝から、一切漢語づくめで出来て居て、前には何と謂って居たかよくわからぬといふことは、皆さんの到底見過しては居られない重大な事実であります。経学といふものが田舎に入る以前、否それよりも遠く遡って、博士王仁が千字文を持参した以前でも、是等の文字に該当するものが、日本に無かったと信ずる者は誰も有りません。……多分は、人の道の輪郭だけははっきりと極って居て、それから逸脱しようとする者は咎められ抑制せられても、其中での行動に甲乙は問はなかったので、一つ〳〵の名が無かったのだらうと私は思って居ます。まめなる心といふのが忠の漢字の古訓ですが、そのマメヤカといふ形容詞は律義なにも正直なにも、又マメマメシイは注意深くよく働くことにも、マメナは丈夫な強健な意味にも、今日まだ用ゐられて居ます。つまりは人間の好ましい長処には、やたらに線を引いたり引出しを設けたりしなかったのであります。さういう心持を現在でも、無学な古風な人は引続き持って居ります。殊に我々のなつかしいと感ずることは、今日の定義では技能と名づくべきものと、道のうちに算へてよいものとの、分界をはっきりと立てゝ居なかったことです(59)。

少々長い引用となったが、ここで重要なのは、いわゆる「文字文化」が浸透してくる時期以前、さらにはそれらの浸透がなかった地域では、「律義」「正直」「周到」「勤勉」「強健」「健康」などの概念が未分化であったことを示唆している点である。

さらに、近世思想史家の安丸良夫は、前引の柳田の見解に基づきながら、その状況を、「個々の規範が心身の全体的なあり方を明確に分離していない状況」(60)と表現している。

いうまでもなく、近世後期は文字文化が充分に発達していた時代であり、道徳上の諸概念も成立をみていた。それゆえ、柳田の見解がそのまま近世後期庶民の思考様式を性格づけうるものであるとすることはできない。だが、では近世期において、朱子学をはじめとする、形而上学的・観念的な道徳・倫理を説いた学問書をどのくらいの人々が手にすることができ、理解することができたかといえば、身分階層でいえばほとんどの武士階層と豪農・富裕な商人にとどまり、その他の大多数のいわゆる「庶民」は、より通俗的な文字文化がその接触・理解の対象であったのではあるまいか。そうならば、近世後期における庶民の観念的な思考様式は、柳田が指摘したレベルとそれほど隔たったものではなかったと考えられる。したがって、近世後期庶民の人間生活に関わった諸概念が未分化な状態にあったとしたことは、近世後期においてもおおむねあてはまる見解とみてよいだろう。

近世後期養生論の中にみられる「養生」概念の拡大は、そのような庶民の価値や規範についての観念的な思考様式の実情を象徴した事実であるといえる。近世後期養生論においては、名辞こそ「倹約」「陰徳」「和順」などさまざまに使用されてはいるが、その内包は相互に錯綜していて、いずれも「養生」の概念の下に包括されていた。そして、そこでの人間生活は、すでに述べたように、概念的には範疇化が試みられつつあったにもかかわらず、実質的には互いに密接にさまざまな生活領域が重なり合って、一体となっていた。

さて、このような「養生」概念の拡大傾向は、人間生活における適用範囲を、平面的・空間的に拡げることにとどまらず、時間的にも本来の養生概念に含まれていなかった異質な視点を包みつつあった。それは「人間発達」という視点である。

すでに近世中期に、香月牛山が『小児必用養育草』を著して、養生の領域に子どもの問題を含ませて以来、近世後期養生論でも小児の健康や育児に関する事項についてはいくつかの著作がふれている（例えば、小川顕道『養生嚢』、松本遊齋『養生主論』）。だが、それらの記述は、概して小児の健康・育児に関する事項が中心となっており、人間の心身両面の発達についての解説・論述がとりわけ意図されていたわけではなかった。

これに比して、八隅景山の著した『養生一言草』は、その記述のなかに「人間発達」、しかも心身の総体的な発達に関する見解が示されている点で、特筆せねばならない。

『養生一言草』については、すでにふれているので改めてその成立等についての概説はしない。ただし、同書の序で、景山が、

此書は大人小兒の養生よりはじめ、小兒の育方、並に年中飲食の能毒、四時の禁物、或はまぢなひ、又は病事火急の手当、古人の名方を抜萃して、小冊子となし、世上養生の一助ともなれかしとて、養生一言草と名付(61)。

とその記述範囲の広さを自ら指摘し、それをうけて、「養生大意」なる項のなかの小項目「養生雑話」において、「此ことども養生に入らぬ様に思ふ輩もあらんなれど、養生は、本意が立たねばならぬゆへ、小兒の生立のことをのべて、此道の大意とす。」(62)と述べていることには注目せねばならない。ここで、景山が、「此ことども」と称している諸事は、「養生雑話」の項において、彼が、学問や書画・刀剣・服装・食物等について言及したことをさす。景山が、これらを一見養生の内容に入らないとみなされることを承知で取りあつかったことについて、養生は「本意が立たねばならぬゆへ、小兒の生立のことをのべて、此道の大意とす」と述べている。このことは、同書で扱った広範な内容が「小兒の生立」すなわち「人間発達」との関わりでふれられていることを示している。同時にそれは、「小兒の生立」こそが「此道」、つまり養生の「本意」であると景山が考えていたことをも示唆しているといえる。

そのような景山の立場を傍証するかのように、同書の本文の冒頭の項は「小兒玩」と題されており、次のような記述がなされている。

幼稚の遊戯は、皆天地自然の道にて、男女出生してより、だん〳〵と居りて、這習ひ、歯を生し、立歩行、物を云ひ、乳をはなれ、食を喰ひ、歳三つ四つ五つ六つ七つとなるに随って、男女夫々の遊びをなすは、是即天より養育して、其性に受得たる事にて、やはり養生のはじめ也、折、小兒の拳をしぶり、にぎ〳〵をなし、拍手〳〵、あわ〳〵、子とろ〳〵、めんないちとり、女子は、やりはご、手ま

り、雛遊びなど、男子は、破魔弓、凧の類、いづれも其時候によって、翫ぶこと、一つとして養生にあらざるものなし(63)、

この記述では、小児の遊戯自体がすでに養生であると主張しているわけである。しかも、子どもの身体の発育・発達と遊戯の関係を把握している点は重要な視点である。

また、この「小兒玩」の後には、「手習」「學問」「諸禮しつけかた」「弓」「馬」「水練」「水馬」「居合」「劒術」「鎌並ニ手裏剣」「柔術」「取手」「相撲使　角觝　膂力」「鉄炮」「能謡」の各項が立てられている。これらの各項は、いずれも武士階級の子弟の心身の発達に即して設定されたものであるが、これらが、一定の順序性をもって配列されている点に、景山の人間発達に対する認識の高さをみることができる。各項の記述をいくつかみてみよう。

〈手習〉

「六七歳より師を取、手習を學ばするは、世間の通例なり、……先いろは歌四十八字を覺、一より十迄の數、東西南北の方角を教えるは、物を學ばする養生の初なり」(64)

〈學問〉

「人生れて七八歳にして、貴賤學問をはじめ、先生へ入門して、讀書を習ふに及んでは、手習の師よ

りも礼儀正しく、進退應對の事より、……句讀を授かるにおいては、音聲を發し、胸膈を開き、血氣をめぐらし、食をすゝむ、是一生徳の基、且養生の第一也」(65)

〈諸禮〉

「扨小兒前のごとく、手習學問に志しては、應對進退は不及申に、禮樂射御書數、詩歌連俳、其外にも諸道を學ぶものなれば、其爲に第一に、此諸禮と云ものを學ぶ事をす、……其所作修練すれば、心氣正うして、自然と丈夫になるゆゑ容貌も日日美しう成て、豈小兒随一の養生、習はずんばあるべからず」(66)

〈弓〉

「手習學問諸禮等習ひて後、士は弓馬の道を嗜むこと、殊に專一也、……夫弓は心氣を平かにし、胸膈を開き、氣臍下にみち、呼吸能定る故に、此道に達すれば、他の武藝の助と成こと、云べからず、寔に士藝第一の養生也」(67)

〈馬〉

「夫乘馬は武家第一の專門なれば、幼より別而丹練せずんば有べからず、……此術も血氣循環するゆゑ、生涯無病長壽すべきの術也」(68)

〈劒術〉

「劒術は、武家第一の藝術にて、人々常々別而嗜べき業也、……長生不老の基なり。」(69)

〈取手〉

「取手は先の人を取終する工夫也、……柔とは似て表裏也、……此術も名人に至れば、無理なる事なうして其術にいたるは、養生の一なり。」(70)

〈能謡〉

「諸藝を有増學びて後、謡舞抔を習ふも、士たるもの、業也、……抑〃此業は心と腹と腰とを定め、意氣四支行わたり、且音聲を清うして、呼吸自ら安寧なるべし。故に老若ともに、音聲を發するには、此舞謡は能養生なり。」(71)

これらの記述によって明らかなように、それぞれの学問武芸諸術は、人間の発達を追って、それを促進するべく順序づけられており、しかもそれぞれが身体の健康と関係づけて論じられている。

このように、人間の発達に関わるさまざまな文化内容を身体の健康と関わらせながら養生の内容としている点に、『養生一言草』における「養生」が、単に適用範囲を拡大しただけでなく、「人間を発達させる」という形成的・創造的な性格をともなった概念として用いられたことが表れている。それは換言すれば「文化の身体化」に他ならない。

『養生一言草』における「養生」概念が、前述のような性格を備えていたことの背景には、景山の養生観が当初から「生成」という時間的な経過をともなった概念として「養生」を把握していたという事実が存在している。景山は、同書の序において、

夫養生は、生生至實にして、人間出生して、生育するより、山川草木禽獣魚鼈に至迄、皆天地の養生あらざるはなし、……夫人は即小天地の如し、いかんとなれば、頭は天にして、足は地也、つら〳〵おもんみるに、元氣の天地に流行すること、古今一息の凝滞なし、是天地發育の機、生生不息の妙、萬世にわたって無窮は、養生の自然也(72)

と述べている。ここでは、「天人合一」論が明確に示されており、自然観においては、なお伝統的であるが、すべての存在物が生成変化することを認識した上での養生観である点は注目すべきである。

さらに、同書の「養生手引歌」には次のような歌が載せられている。

養生は天の岩戸の開けてし其時よりぞ今にかはらぬ
天の下治る道も津の國のなにはのことも養生と知れ

天地の萬のものを養ふは人をおさむるはじめ成らん
養生は老荘のみに限るまじ天地ひらけはじめての道
養生の道にあらざる物ぞなき陰陽五行地水火風も
稲の種春に卸て秋にかり冬収むるもみんな養生
田も畑も養ひなくばみのるまじ草木國土みんな養生(73)

これらの歌から、景山の用いた「養生」概念が、「生成」「発達」とほぼ同様の意味内容をもっていたことは明らかである。『養生一言草』における「養生」概念が、国家の形成から、自然現象・動植物・農耕作にまで適用されるものであった以上、人間の養生もその一つとしてとらえられるのであって、他と同様に、「生成」「発展」の側面が強調されることはむしろ当然であったといえる。

この『養生一言草』の存在をもって、本書の冒頭で指摘した、近世後期養生論の「人間形成論化」、益軒『養生訓』における道徳論的なものとは性格を異にする、人間の総体的な発達に向けた「人間形成論化」の典型をすることができる。そして、それこそが、近世後期養生論が担いつつあった新しい役割であったのである。

この近世後期養生論に付与された「人間形成論」的性格は、さきに検討した、水野澤齋『養生辨』や本井子承『長命衛生論』にみられる、人間生活の総合的把握と相まって、これらの養生論を「総合的人間生活論」として性格づけることに有力な根拠を与えているといえる。すなわち、「身体的生活形成」と

「精神的生活形成」、さらに「社会・経済的生活形成」を通して、総体的な人間形成を期していたのが、これらの養生論の構造であった。しかも、重視すべき点は、このような「養生」概念の変容とその機能的変化は、化政期の社会・文化的状況に構造的に規定されて派生した現象であるとともに、この時期の養生論の著者たちが主体的・自覚的に導いていた動向でもあった。例えば、鈴木朖『養生要論』において、朖の門人丹羽昜が記した「はし書」に

養生の心得方、世に追々其書あり、これをおこなふ事こそ難けれ、……又養生の道は、養生のみにあらず、全く身を修め道を行ふ筋と、一致なることをも明されたり(74)

とあることは、同書がいわゆる健康や長寿のための「養生」のみに限定されない、「修身」「修道」の過程と同一化しうる「養生」概念と内容を有していることを示そうとするものであった。

また、浅井南皐『養生録』においても、その巻之上「養生篇」には、「齊家修身原論」と副題が付されており、

一　養生は天地自然の道に背かさるを本とす、道に背かさるときは、身修る身修るときは心静なり、心静なるときは齊家治國の業も皆養生を主として得へきことなり(75)

然れば養生の外に求る道なく、修道の外に養生なしと思ふべし、是我人に養生を勧むるの根本なり(76)

と述べられている。この場合、「養生」と「修道」は表裏の関係として把握されている。

養生論の人間の総体的な発達に向けた「人間形成論化」が養生論の著者に代表される近世後期庶民の集合意識であるとするならば、それは健康形成と人間形成に関する一つの理念を示していることにとどまらず、古代以来の伝統をもつ養生論という「文化」に対する庶民の主体的変革の意識と実践の結果でもあると考えられる。

5　近世後期養生論の役割とその分化

前節までの考察で、近世後期養生論は、化政期という特定の文化的状況の影響下で、近世庶民の自然観・生活観・健康観に変化を起こしながら、それに基礎づけられて、その「養生」概念を拡大しつつあったことが明らかになった。そして、その「養生」概念の範域は、人間の総体的な形成・発達にまで及びつつあった。

もちろん、前記のような構図は、一方向的に展開したわけではなく、「養生」概念の拡大傾向が、近世後期の庶民の自然観・生活観・健康観を変容させていくこともありえたと思われる。養生論の存在が、庶民の自然観・生活観・健康観などの思考様式に深く喰い入ったところで成立したものである以上、むしろそれが真実に近い姿であったと考えるべきである。

だが、いうまでもなく、第四節で取りあげた養生論は、近世後期養生論のなかでもごく一部のものに過ぎず、その他の多くは、必ずしも第四節で取りあげた著作ほど「人間形成論」的性格が明瞭になっていない。したがって、第四節、あるいはそれ以前の考察によって、近世後期養生論の全体的傾向を論じえたわけではない。

にもかかわらず、近世中期までの養生論が、「養生」と「長寿」を分離したり、身体的健康と精神的健康、そして社会的安定とを「養生」の概念の下に総合的に把握したり、「養生」を「生成・発展」的な意味をもった概念としてとらえたりすることは皆無であったといってよい。したがって、近世中期までの養生論と近世後期養生論との間には、連続的な部分が存在するとともに、非連続的な部分、異質な部分が存在していたととらえるべきであろう。近世後期養生論の一作一作には、近世中期までの養生論と連続しない点が、程度はさまざまながら存在していることは、これまでおこなった検討によっても明らかになっている。そして、水野澤齋『養生辨』、本井子承『長命衛生論』、八隅景山『養生一言草』などは、近世中期までの養生論と連続しない側面が顕著になっていた著作であったと解することができる。

さて、以上のように検討してくると、養生論が人間生活に果たしてきた役割は、近世後期にいたって大きな転換を遂げつつあったとみられる。

では、養生論が人間生活に果たしてきた役割とはどのようなものであったのか。ここでは歴史的展開の過程に沿ってその性格を整理してみよう。

①「不老長寿」「無病長生」のための方法論

②前記①を基礎づける、健康な生活を送るための原則論

③（特に精神の養生に力点が置かれた場合）精神修養のための方法論

④（身体の健康を媒介とした）一定の倫理・道徳・世界観の啓蒙書

⑤人体や人体を取り巻く環境についての認識論

⑥（特に表現形式と関連して）韻文や小説・随筆などの形をとった文芸書

⑦前記⑥と関連して、紀行文や逸話を含んだ地理・歴史的事項についての教養書

⑧社会的生活のあり方についての実践論

⑨人間形成（人間発達）を意図した教育論

以上の整理は、本研究の進行によって明らかになった点を便宜的に分けたもので、十分な妥当性の検討をおこなっていない。それでも、このような分類によって、養生論が決して単なる保健衛生論や一面的な倫理・道徳論に終始するものではなかったことは明らかである。

具体的な史料の存在によって、その裏づけを試みると次のようなことがいえる。前記①②③の性格、すなわち養生論がもっていた伝統的・古典的性格は、主に『醫心方』養生篇や『衞生秘要鈔』、『遐年要鈔』などの近世前の養生論にあてはまるものである。また、近世後期養生論においても、神仙術的な養生法（導引など）の実践論を説いた田中雅楽郎『田子養生訣』や、禅的立場から修養論を説いた白隠慧

鶴『夜船閑話』などはその部類に属する著作とすることができる。

それが、貝原益軒『養生訓』にいたると、④の性格を濃厚に帯びるようになる。だが、注意したいのは、貝原益軒の場合には、④の性格が常に「無病長生」と関係づけられて付与されていたことである。また、近世後期養生論では、心学系養生論や国学系養生論がこの性格を色濃く帯びている。

⑤の性格を濃厚に帯びていた著作は、古医方系養生論と蘭学系養生論である。もちろん、後世派養生論における「風寒暑湿」論や「人体小天地」論などが、それなりの環境認識であったことは確かであるが、古医方系養生論における、医療環境をも含めた環境認識における実証的・批判的姿勢（例えば、小川顕道『養生辨』、中神琴渓『生々堂養生論』）や、蘭学系養生論のなかに含まれていた実証的・実験的人体認識（例えば、陸舟菴『養生訓』など）は、それ自体、養生論としてのひとつの存在様式を示していたとしてよい。

⑥の性格は、柳井三碩『寐ぬ夜の夢』や多紀安元『巨登富貴草』においてみられる性格であり、近世後期において顕著になった性格である。

⑦⑧⑨の性格は、本章第三節・第四節で取り扱った養生論によって顕著に示されている性格であり、近世後期養生論の最大の特徴であるといえる。それらの性格を一言でまとめれば、「総合的人間生活論」としての性格、ないし「人間形成論」としての性格である。

本研究における考察をもとに、前記①から⑨までの性格を順序づければ、①から⑨に向かって養生論の性格の変容が進行したとすることができる。いいかえれば、養生論における「養生」概念は、近世中期までの「養生」が“regimen”、すなわち「摂生」と同様の概念であったのに対し、近世後期における「養生」は、“breeding”(「教養」)や“foster”(「育成」)、あるいは“nurture”(「養育」)、さらには『養生一言草』のように“genesis”(「発生」)、“culture”(「文化」)などの多様な概念の集合体として用いられていたととらえることができる。

そのような「養生」概念の近世後期における「多義化」は、この時期をもって画期とする。なぜならば、この時期以降、すなわち幕末維新期から明治初期にいたると、養生論は、蘭医学、のちにドイツ医学の圧倒的な影響下で著述されるようになるからである。事実、蘭学をはじめとする洋学がもたらした影響はきわめて大きかった。医学の領域においては特に顕著であり、可視的な現象や構造についての認識に関しては、その実証性と合理性とにおいて、到底和漢の在来医学のおよぶところではなかった。また、治療においても、外科の即効的な成果についての積極的な評価が、幕末維新期の軍事的動乱に際して、より高くなったことは、西洋医学の受容を円滑におこなわせた要因となったと思われる。

このような原理・実践の両面における西洋医学の進展は、衛生学についても例外ではなく、松本良順『養生法』などの西洋医学に拠った養生論が著され、さらにドイツ衛生学を中心にして、西洋の基礎医学を基盤とした近代的な衛生学が、「養生訓」「養生法」の名で著述されるようになる。それとともに、近世後期養生論にみられた特徴的性格は消滅していく。

以上の展開を歴史的事実としてみると、近世後期養生論は日本の経験科学的認識と外来科学の主体的受容とに基づいて著された最後の養生論であったということができるのではあるまいか。物部広泉『攝養要訣』以来、千年余の歴史をもった日本の養生論は、近世後期養生論の存在をもって、その主体的で固有な発展を一応終えたとも考えることができる。明治期初頭の「養生」概念は、近世後期までの「養生」概念とは明らかに異なった内包をもっていた。それは後に再び変化を起こすと筆者自身は考えているが、そのことは既に前著『近代日本健康思想の成立』などで述べている。少なくとも明治期初頭における「養生」概念は近代的な「衛生」の概念と表面上は同義的に用いられていたことは、明らかな事実である。

そして、近世後期養生論はそのなかに包摂していた人体認識を供給するという側面と、「節欲」「慎身」といった規範論だけが、近代養生論、すなわち明治期養生論に継承されていったと考えられる。近代学制下の小学校教育で用いられた教科「養生法」が、西洋医学に基づいた近代的な内容であったことは、そのことを傍証している。

それゆえ、近世後期と近代初頭との間において、養生論は明らかに「役割分化」を起こしたとすることができる。近世後期において、「総合的人間生活論」ともいうべきものを生み出し、発達的視点を備えたものを生み出した日本の養生論は、近代に入るとそのような性格を失って、人体知識の啓蒙や欲望の抑制・統制の役割だけが継承されていったといえる。

近世後期から幕末期を経て、明治の新体制に転換する際に、日本の養生論になにゆえに前述のような役割分化が起こり、限定的な継承しかなかったのか。この仮説に答えていくことこそが、近世後期養生論を日本の文化史・科学史・生活史、そして思想史の中に正当に位置づけていくための必要な基礎的な課題である。

そこで問われるべきは、近世後期養生論が益軒『養生訓』に総括され代表される近世中期までの養生論とどれほどに差異化してとらえうるかという点である。

筆者自身の把握によれば、中国古代の養生論の受容以来、李朱医学および傷寒論医学（古医方）の影響を経た養生論は、いくつかの特徴的な養生論が存在したとしても、おおむね益軒『養生訓』を一つの到達点とみることができる。しかも益軒『養生訓』はそれ以前に既存の養生論の集約的性格と同時にそれ以前の他の養生論にはみられないいくつもの経験的独自性をも併せもつという驚異的構造を有している。その本質は、所与の社会と文化とを可能な限り肯定的にとらえ、そのなかにおいて心身ともにいかに自らを健康に保ち長寿をとげるか、そしてそのことをもっていかに自らの生の快楽とするかという思想で一貫していたとされる。換言すれば、益軒『養生訓』は優れた社会適応論であるとともに傑出した自己管理論であった。

益軒『養生訓』において結実した養生論の本質は、化政期が価値の多元化の時代であったとすれば、その下でどのように変容したのか。樺山紘一(77)や前坊洋(78)は、化政期養生論がそれまでの養生論に比して欲望に対して寛容になったとの解釈を示している。特に樺山は、益軒においてすでに抑制主義的な養生観から欲望許容的養生観への変化があることを認めながらも、十九世紀初頭における養生観の寛容化という変化は「おしとどめがたいものがある」(79)としている。それは「倫理的な禁圧の結果ではなく、欲望の肯定のうえにたった、健康のすすめ、となっている。」(80)と指摘している。この点での近世後期養生論に関する評価については、筆者も樺山とおおむね見解を同じくする。

しかしながら、問題とすべきは、塚本明(81)が、同様の資料を対象としながら、樺山や筆者とは異なる解釈を提起している点である。塚本は、樺山が化政期養生論の原理的特質とした「倫理的な禁圧の結果ではなく、欲望の肯定のうえにたった、健康のすすめ」に相当する性格はむしろ益軒『養生訓』に認められる特質であり、化政期養生論ではむしろ益軒的特質が後退すると把握している。その顕著な例は鈴木朖『養生要論』における「色慾、飲食の節し方は慎むよりは忘るるを善しとす」(82)の解釈である。樺山は、この一節を「この立場は、無条件の欲望肯定ではなく、益軒いらいの欲望と倫理との結合がすてられてもいない。しかし、そこでは、欲望は倫理によって禁圧されるのではなく、端的に労働のなかに転換される。」(83)と解し、朖の立場を「節し禁ずることではなく、肉体的な積極的行為自体に、倫理的徳目が帰される。」(84)と論じ、それは、益軒の姿勢とは「すでにおおきくへだたった地点にまできている。」(85)と評価している。これに対し、塚本は、樺山が引用した朖の同じ一節を「欲望の抑制ではなく全否定を理想として、益軒養生論への批判を展開した。」(86)と論じている。しかも、塚本は樺山の前述の評価を参照したうえで前述の解釈を結論している。すなわち、朖の立場の解釈をめぐって、樺山がそれを益軒からの寛容化とみるのに対し、塚本はそれを益軒の禁欲の不徹底への批判とみる。これは、単に養生論一書の部分的解釈の相違にとどまらず、益軒『養生訓』から十八世紀中・後期の養生論を経て化政期養生論へといたる変化の解釈全体に関わる相違であるといえる。

筆者自身のこの部分における解釈は、これまでも述べたように樺山の解釈とおおむね等しい。「忘るる」は「否定」ではなく「転換」もしくは「昇華」ととらえる方が、前後の脈の論脈からみても整合性をもつように思われる。しかしながら、この評価の相違は、このような養生論一部の読解に関わるのみならず、益軒の時代における養生論の意味と化政期における養生論の意味とをどのように解釈するかに起因するように筆者には考えられる。

養生論を社会適応のための自己管理論としてとらえるとするならば、抑制的かつ低成長的であるがゆえに安定的な社会の下では抑制を基調としつつもある程度の欲望の許容を認め、開放的かつ高度成長期であるために不安定的な社会状況においては欲望の専恣を戒め、抑制することによって安定化の方向に再修正する管理統御の原理が正当性をもつことになる。

一方で、養生論を社会変革あるいは社会創造のための自己管理論としてとらえたならば、どのような管理統御の原理をもつことになるのか。抑制的でありながらも次の変動のためにある程度の欲望の許容を認め、その結果か期せずしてか開放的・高度成長的・不安定的な社会に移行した場合には、欲望と行動の基準をさらに寛容化することによってそこで生じる活力を新しい社会の生活形成や文化創造に向けて集中し、前時代には実現不可能であった局面を可能にしていくという管理統御の原理が成立するのではあるまいか。したがって、益軒『養生訓』とそれ以降の養生論との関係をいかにとらえるかの問題は、社会変動の中での養生論の役割をどのように規定するかの問題であるように思われる。

養生論が社会変革ないしは社会創造のための自己管理論であるとする定義は、おそらく多くの議論を孕むと思われる。庶民教化のための倫理論、修養論として養生論をとらえた場合には、社会適応のための自己管理論ととらえる観点こそが養生論の特質をよく説明しうるからである。

しかしながら、一方で養生論ないしは養生思想そのものが幾多の社会変動を経てなおも健康思想あるいは生活原理として存続していることは、単に社会適応の側面にとどまらない、何らかの先導的機能をも有していたことを示唆してはいまいか。

この点について、示唆的であるのは、西欧における「養生」の解釈である。洋の東西を異にして同一に論ずることの非難は免れえないが、「養生」が人間社会でどのように生み出され、いかに受容され変容してきたかをとらえるうえで一顧の価値はある。

フーコー（Foucault,M）(87)は、ヒポクテラスやプラトンの養生に関する言説の分析にあたって、「養生の目的は、できるだけ長く生命をひきのばすことでも、できるだけ好い競技成績をあげることでもなく、むしろ、生命に定められた限界のなかで、生活を有益で幸福なものにするにあるという点である。」(88)としてその適応論的性格を認める。しかしながら、その論理的延長において、

この養生生活は、普遍的で単一の諸規則の総体と考えられるべきものではないのだ。むしろ、人々がおかれる可能性のある各種の状況に反応するための一種の手引書であり、さまざまの状況に応じて自分の行動を調整するための一つの協定である(89)。

と述べ、養生の行為にある種の能動的要素を見出している。そして、それらの要約として、

要するに、暮しの技法としての養生生活の実践は、病気にかからぬための、もしくは病気をすっかり治すための注意の全体とはまったく別のものである。自分の体へ正しい、必要にして充分な配慮をいだく、そうした主体として自己を構成する一つの方策の全体である。その配慮たるや、日常生活をつらぬく配慮であり、生活の主要な、あるいは通常の活動を健康の目標と同時に道徳の目標にする配慮であり、体とそれをとりまく諸要素とのあいだに、情勢についての戦略を定める配慮であり、しかも最後に、個人自身を合理的な行ないで武装させることを目ざす配慮である(90)。

と定義する。この要約的定義のなかには、適応論としての「養生」の性格を前提としながら、状況への主体的・能動的対応の要素が含意されている。

また、シッパーゲス(Schpperges, H.)は西欧中世の養生思想の分析において、養生における生活規整を「生命の自然な欲求の洗練教化(Kultivieren)」(91)ととらえている。そして、そのような人間の生活管理は単に「個人的安寧(salus privata)」のみならず、「公共的安寧(salus publica)」とその中間媒介としての「共同的安寧(salus communis)」に中心がおかれるべきであるとの考え方に同意している(92)。

このように、西欧の養生思想の基底には、個人が所与の社会規範に適応する側面とともに、個人が主体的に公共的・共同的状況に対して働きかける側面が含意されるととらえられてきた。

他方、古代中国においてその最も初期に著された養生論の一つであるある嵇康の『養生論』および向秀（向子期）からの批判である『難養生論』、そして、その反批判である嵆康の『答難養生論』における論争は、寿命をきわめるという点からみた養生によるさまざまな生活の規整の正当性とそれに対する人間の自然的欲求を肯定する立場からの反論として理解されてきた(93)。これが養生における根源的課題の一つであるとすれば、それは生命と生活における「自然化」と「文化化」の課題と置きかえることができる。すなわち、伝統的立場における養生とは、生命と生活の文化化による寿命の延長とそこにこそ人生の快楽をみとめることによる社会適応行為であった。これに対して、化政期における養生概念は、そのような「文化化」としての養生に「自然化」の側面を加味することにより、適応の対象であった社会自体を変革・創造の対象にも据えようとする意図を含んでいたのではあるまいか。

その意味からいえば、近世後期養生論の全体像をいくらかでも明らかにし、大まかながら前時代との比較・検討を行った本研究は、そうした基礎的でかつ必要な課題のさらに前提的な作業でしかないし、そうあることこそが、本研究が本来果たすべき役割であったと思われる。

だが、同時に、本研究は、都市化現象の著しかった化政期の江戸・大坂・京都・名古屋などの地域における、健康に関する関心の高さを明らかにしてもいる。都市化とそれを支える前期的資本主義体制の進行は、庶民たちの健康についての意識を必然的に高めるものであった。なぜならば、都市における集団的居住生活と資本主義的経済の下での消費生活とは、急性慢性の両疾患から解放され、自己の生活を支える労働力が確保できる時に、はじめて継続と発展が約束されるからである。

この点を考慮する時、その生活の構図は、まさに都市化と資本主義的経済体制が確立している今日の日本の生活状況ときわめて近似している。時代の懸隔をこえて、化政期とこんにちとを比較することは、極力避けねばならない。だが、近世後期に独自の発展を遂げた日本の養生論を文化的遺産として、こんにちの、そして将来の健康と生活についての思想に反映させていくことは、退けられるべき企図ではない。

次の項では、本書のまとめに代えて、養生論は人間に対して何を提起しているかを少しく考えてみたい。

［結章］
再考・養生とは何か

これまでの研究を通して、そこでの結果が、何を提起しているか。本研究が後続研究との協同によって明確にしうる「日本の養生論の歴史的展開」の構造とは別に、とくに近世後期における庶民の健康についての思考様式がどれほど原理的にみて一般的であるかという課題は、ここで一つのまとまりをつけることができるように思われる。つまり、これまでの成果をもとにして、健康と人間形成の関係、健康と生活形成の関係についての原理を素描することが可能なわけである。

ここで、これまで明らかになった知見を簡潔に記してみよう。

第一に、「近世後期養生論の思想的系譜の多様性」が明らかになった。後世派・古医方の二つの儒医学的勢力の他に、伝統的な神仙思想、さらに新しい思想である国学・心学、そして外来の科学である蘭学の各思想領域で養生論が著述されたことは、「思想的系譜の多様性」を明確に示す事実である。

第二に、「近世後期養生論の表現形式と内容の日常化・寛容化・多様化」が明確になった。これは、表現形式においては小説や韻文の形式をとった養生論に、内容においては飲食や運動、性欲とその抑制についての記述事項の日常化や寛容化の傾向、あるいは社会・経済・文化・教養などのさまざまな領域に言及範囲を拡げていったことに代表される。

第三に、「近世後期養生論の人間生活論化」と「養生概念の拡大」を指摘した。近世後期庶民の自然観・生活観・健康観と深く関係しながら、養生論の記述内容の変化により、「養生」概念は、「生成」「発達」などの内包を含むように拡大していったことが明確になった。

これらの成果のなかで、特に第三の点が重要である。そこで指摘した、近世後期養生論の「総合的人間生活論化」「人間形成論化」の傾向は、「健康」と「人間形成」の関係が、いかに歴史的に深いものであったかを物語っている。

「健康」と「人間形成」の関係をとらえる場合に、しばしば論じられる二つの基本的立場がある。一つは、「健康」は生活形成・人間形成における目的であると把握する立場である。もう一つは、「健康」は生活形成・人間形成における手段ないしは「過程」であると把握する立場である。

健康を目的論的に把握する場合、養生論においては、健康の最高レベルである「不老長寿」がめざされることになる。また、その実践論では、常に節制が説かれるのが一般的である。「寿を以て五福の第一となす」とするような益軒のとった立場がこれにあたる。

これに対して、健康を手段論的にとらえる場合、あるいは「過程」として把握する場合には、健康は常に他の要素（道徳・文化・社会・経済など）との相対的な関係の下で意味をもつものであって、生活手段の総体的な存在こそが意味をもつのである。それゆえ、養生の実践論においても必ずしも節制ばかりが説かれることはなかった。

つまり、近世後期養生論は、どちらかといえば、健康を手段論的ないし過程として把握した立場から著されたものが少なくなかったといえるし、近世中期までの古典的な養生論は、健康を目的論的にとらえた立場から記述されたものであるとすることができる。ことに、本井子承『長命衛生論』、水野澤齋『養生辨』、八隅景山『養生一言草』などは、健康を生活形成・人間形成の一手段・一過程として位置づけたものの代表作であったとしよう。

このような、健康を「目的」としてとらえるか、あるいは「手段」「過程」として把握するかという相反する二つの立場が成立する根底には、「健康」をいかに把握するかについての見解の相違が存在していると思われる。すなわち、健康を「目的」として措定する立場の根底には、「あるべき状態」すなわち「当為」として健康を観念的にとらえる思想構造が成立していると考えらえる。それゆえ、そこでは、健康は容易に達成でき、体験や実感が容易であるよりも、常に人々の思考のなかで理念化されている方が望ましい。道教的な「不老長生」あるいは「不老不死」などの観念的な健康像は、達成不可能ないしは達成がきわめて困難であるからこそ、目的として措定されうる。それゆえにさまざまな養生法や養生の原則が説き続けられるのである。なぜならば、目的と現実との間に埋めえない懸隔があることこそが、目的としての健康を承認し続け、そのための実践を続けていくための生活意欲を生み出すからである。

これに対して、健康を手段的ないし過程として把握する場合、そこでは健康は、常に現実化するものでなければならない。現実化しないものは手段として他の目的のために適用していくことはできないからである。それゆえ、手段的な意味での健康は、常に到達可能な実体でなければ肯定されえない。さらに到達可能なものでなければならない限り、道教的な「不老長生」「不老不死」を目的化する健康観から、日常的な「無病長生」、ないしは水野澤齋『養生辨』のように「大病だになくば無病といふべし」というようなレベルで健康を把握する健康観への転換が迫られる。同時にそこでは、健康の価値は、他のさまざまな生活要素との構造的な関連のなかで問われるようになる。

もちろん、本研究で主に取りあつかった近世後期養生論のすべてが、健康を手段的に把握していたわけではない。そもそも、養生論は、健康を理想主義的な目的論でとらえるところから生じた文化であるから、むしろその伝統は根強く残っていたといえる。だが、近世中期までにはみられなかった『長命衛生論』『養生辨』『養生一言草』などの養生論が、近世後期に出現したことは、養生論の歴史的展開における大きな、きわめて重要な変化であるとしなければならない。

その事実を、健康の概念史として解するとすれば、近世後期において、「健康」は「生活」概念化したとすることができる。まず、「不老長生」「無病長生」なる状態に健康の実体をもとめ、それを目的にした養生の実践を行った場合、その生活はきわめて静的・非社会的な状態に置かれていくことになる。例えば、道教・神仙術に基づいて養生をおこなう場合、忠実にその方法体系を遵守しようとすれば、その生活は仙人の生活に象徴されるような「脱俗」「隠遁」の状態に求められた。そこでは、現実の社会的事象からは訣別することが理想であった。

しかしながら、近世後期養生論で対象とされた庶民にとって、前述のような「脱俗」「隠遁」の生活は、現実的になりえたであろうか。商品流通の拡大と資本主義的経済体制の成立、そして大規模な都市化が進行していた近世後期においては、養生論の対象となった庶民の生活はまさに流動限りないものであった。同時期の庶民の生活実態を記録した『世事見聞録』、あるいは同書と類似の性格をもった『文政年間漫録』などの史料に示されている庶民生活は、日夜繁忙をきわめるものであった。化政期にあって、さまざまな文化を享受し得るような余裕が次第にできつつあったとはいえ、決して「脱俗」「隠遁」が許されるものではなかった。そこでは、貝原益軒『養生訓』における「気静体動」論すら矛盾を含んだものであった。「気静」を心がけていたならば、魚屋や八百屋は「せり」に出ていくことはできず、商人は客の接待もままならなかったはずである。そうした状態で、益軒が奨励したような「家業に精励」することはできなかったのである。そこでは、「気」も「体」も働かせなくてはならず、流動する社会のただ中に身を置かなくてはならなかったのである。

そのような世相に対応して、彼ら庶民の実情に即して養生論を著そうとした場合、健康は常にその流動する社会・文化と関わった形で把握されざるをえなかった。つまり、そこに「健康」を常に人間の生の展開に即して流動的に把握する立場が成立しうる。その把握を換言すれば「健康」を「生活」概念化したことに他ならない。

以上のような、健康についての思惟の変遷を、養生論の変遷に重ね合わせて理解すると、近世中期までの道教・神仙術系、ないしは朱子学的な色彩の濃厚であった養生論が、養生の実践を通して「生活の健康化」を企図していたのに対し、近世後期のいくつかの養生論（水野澤齋『養生辨』など）は、養生の実践の対象を社会生活や経済生活にまで求めて、養生の概念を拡大していくことによって、「健康の生活化」を試みたと考えることができよう。

文化・文政期を中心とする十八世紀末葉から十九世紀前半にかけてのわが国の大きな社会的・文化的状況の転換過程において、養生論のなかで「生活の健康化」から「健康の生活化」へと内部の思想的構造が変容しつつあったことはきわめて重要なことであり、やや穿ってみることが許されるとすれば、それは封建的身分制とそれを支える朱子学的イデオロギー、さらに自給自足的な経済体制によって、逼塞され、あるいは部分的に歪曲された人間生活と人間性を、自らの健康と生活を総合的に把握し、実現を試みることによって、再編成しようとしていたことの表れであるととらえられる。

だが、「健康を生活化」することは、人間生活の継続的変化、つまり人間の「発達」と深く関わらざるをえない。ここに、八隅景山『養生一言草』などが著述される契機があるわけだが、率直にいえば、近世後期養生論においても、なおこの方向は明確ではなかった。八隅景山『養生一言草』のなかに含まれていた発達的視点にしても、日本の人間形成論のなかで、とりわけて発達的視点が顕著であるとされている世阿弥『風姿花伝』や貝原益軒『和俗童子訓』などに比較した場合、どれほど人間の発達を明確に把握していたかと問うた場合には、おそらく論議の分かれるところとなろう。

だが、近世後期養生論に含まれた発達的視点は、まったく意味をもたないか、単に筆者八隅景山の独創に過ぎないかといえば、決してそうではないと思われる。筆者は、近世後期養生論に含まれていた発達的視点が、期せずして生まれた特異な視点であるととらえてはならないと考える。

養生論の本質が、「健康を保ち、長寿を得る」ことであったことはいうまでもないことであるが、その概念自体は「生を養う」という意味内容をもっていた。また、「養生」は、本研究で取り扱った史料によってもわかるように、しばしば「養性」と表現された。「養性」は、『孟子』のなかに起源をもつ語句であると思われる。そして、『孟子』「尽心章句上」に次のような一節があることに注目したい。

孟子曰、尽其心者、知其性也、知其性、則知天也、存其心、養其性、所以事天也、殀寿不貳、修身以俟之、所以立命也(1)

ここでの「養其性」とは、後の文節で「殀寿不貳」、すなわち「短命長命にかかわらず」と述べられていることから、「生命・健康を保つ」という意味よりも、むしろ「自然のままの本性を損わずに伸ばす」という意味をもったものであると解すべきである。この「自然のままの本性を損わずに伸ばす」ことこそ、孟子の「性善説」といわれる思想の核心であると同時に、教育・人間形成についての最も根本的な考え方の一つである。すなわち、「養生」と同義である「養性」は、一方でもともと人間の発達・形成を示す概念であったわけである。

ここで注目しなければならないのは、「養生」「養性」の語句のなかの「養」に含まれている意味である。「養」には、「治療する・癒す」という意味と、「はぐくみ、そだてる」という意味とが含まれている。そして、「養生」「養性」は、この二つの意味をともに含んだ概念であった。すなわち、「養生」「養性」は、「いやし」の思想と「そだて」の思想が結合した概念と内包であったと考えられるのである。そのことを考慮すると、その実体において、健康形成と生活形成の両課題を人間形成へと課題化しようとしていた近世後期養生論における「養生」概念こそが、むしろ「養生」の本質をとらえたものであったと考えられる。この点で科学史・技術史家の三枝博音が、日本の養生のあり方を「身体をつくるということから人間をつくることへというゆき方」(2)として把握したことは、まさにその事実を簡潔に表現しているといえる。

また、既にふれたフーコーの自己への配慮としての養生や、「顧慮(Fursorge)」「気遣い(Sorge)」を人間における共同存在のあり方の基礎においたハイデガー(Heidegger, M.)の認識、あるいはメイヤロフ(Mayeroff, M.)が他者および自己のケア(Care)を通した人間の発達の可能性を一つの哲学的命題として提起したことも養生の哲学的普遍性を示唆するものである(3)。

近世後期養生論にみられる「養生」の概念と実体は、前述のように近世後期の庶民たちの健康形成・生活形成、および人間形成についての思想を現実化していた。そして、その思想は、近世後期という歴史的条件の限定をともないながらも、今日の健康・生活、そして人間形成についての理解に対し端的かつ普遍的で重要な視点を提出している。

こんにちの健康についての多くの理解・関心は、健康が生活を豊潤にし、本来の発展を規定するものであるという点に集約されるものであるといってもよい。また、ケアシステムの再構築をはじめとするさまざまな健康形成に関する組織的取り組みも、それが公的な活動の一環であるにしろ、ボランタリーなものであるにしろ、健康が生活の幸福・充実・発展を約束するものであるとの前提でなされる場合が多い。もちろん、政策の一環として、あるいは住民活動の一環として「健康づくり」がめざされることに、とりわけて問題があるわけではない。だが、それらの「健康づくり」のさまざまな活動が、さまざまな要素の有機的構造体としての現実の人間生活から、健康、それも身体や精神の健康に関わる要素だけを抽象して操作するようなものであるとすれば、それは、人間の生活のなかで「健康」の占める領域だけが肥大していくことになる。それが一定の段階を越えた場合、時に健康によってすべての生活要素が序列化され、生活が健康によってのみ方向づけられ、健康な人間から不可逆的な障害をもつ人間までを序列化していく、いわば「健康主義」を生み出すことになる。そして、その状況は、「人身は至りて貴とくおもくして、天下四海にもかへがたき物にあらずや。然るにこれを養なふ術をしらず、慾を恣にして、身を亡ぼし命をうしなふ事、愚なる至り也」(4)と述べた益軒の思想の一面と似通っている。人間生活において、健康の領域が極度に肥大し、そのために、生活自体が益軒の述べるように「日々に一日を慎しみ、私慾の危をおそるる事、深き淵にのぞむが如く、薄き氷をふむが如く」(5)展開されたとすれば、それは人間生活のある意味での解体であろう。

人間生活における健康は、それ自体が肥大し、他の生活領域を浸食するようなものであるよりも、常に生活自体のなかにあって、社会的・経済的・文化的な他のさまざまな生活要素に深く関係しながら、しかもそれらを総体的に発展させうる内在的かつ有機的存在様式の部分であることにより、人間存在を豊潤にしていくことができるのではあるまいか。とすれば、そこでは健康は、一定の静的状態像として把握されるようなものではなく、常に流動的に変化し、主体たる人間の内在的判断により規定される「過程」ないしは「表現」として把握されるものであるといえる。そして、「養生」とは「文化の身体化」、すなわち、自らに関わる「文化的諸価値の属身化」による生の開花なのである。

近世後期養生論における「養生」の概念と実体、言い換えれば「健康の生活化」の思想は、健康・生活・人間存在の三者を総合的・有機的、かつ発達的に把握するという日本独自の思想の一つのあり方を提示しているとみることができる。「養生」の概念と思想は、日本人にとって、思想と文化の構造を解明する際の基本的概念であると考えざるをえないとともに、健康についての文化としての「養生」概念を「生活原理」化し、新たな社会創造、文化創造の基盤としていくことの再考が切にまたれる。

註

●序章

1　前川峯雄「益軒先生の養生思想」『教育学研究』第一〇巻四号、一九四一年、五九―七一頁、および第一〇巻六号、一九四一年、八三―九九頁。

2　汲田克夫『近代保健思想史序説』医療図書出版社、一九七四年、および汲田克夫「貝原益軒の養生観の特質」『思想』五二八号、岩波書店、一九六八年、八二―九四頁、ならびに汲田克夫「わが国における養生観の歴史的展開」『愛媛大学教育学部紀要』第一二巻、一九六六年、一一―二八頁。

3　藤浪剛一『日本衛生史』日新書院、一九四二年。

4　今村嘉雄『十九世紀における日本体育の研究』不昧堂出版、一九六七年。

5　立川昭二『養生訓に学ぶ』ＰＨＰ新書、二〇〇一年。

6　樺山紘一「養生論の文化」林屋辰三郎編『化政文化の研究』岩波書店、一九七六年、四三五―四六九頁。

7　鈴木敏夫「江戸時代における養生書の研究――身体運動の養生的価値をめぐって――」『北海道大学教育学部紀要』第二二巻、一九七三年、四一一―四二二頁、および鈴木敏夫「一九世紀における医学者の身体運動論」『北海道大学教育学部紀要』第三一巻、一九八二年、一八一―一九一頁。

8　前坊洋「心身論の日本的展開」『東洋文化』復刊第五二号、一九八四年、一五―二七頁。

9　瀧澤利行『養生の楽しみ』（あじあブックス）、大修館書店、二〇〇一年。

10　以下の略述については、川喜多愛郎『近代医学の史的基盤』上、岩波書店、一九七七年、四一四―四三七頁、および中川米造『医学をみる眼』日本放送出版協会、一九七〇年、一一三―一一四、一五四―一六二頁、ならびに Rosen, G., *A History of Public Health*, MD Publications, 1958. を参照。

11　Foucauit, M., *Historie de la Sexualite, 2-3*, Paris : Gallimard, 1984.（邦訳・田村俶訳『性の歴史』2・3、新潮社、一九八六―一九八七年）

12　Schipperges, H., *Die Kranken im Mittelalter*, Munchen : Verlag C. H. Beck, 1990.（邦訳・濱中淑彦訳『中世の患者』人文書院、一九九三年）

●第1章

1　『荘子』「養生主篇」金谷治訳注『荘子』第一冊〔内篇〕岩波文庫、一九七一年、九二頁。

2　同前、九〇頁。

3　『孟子』「巻十三　盡心章句上」小林勝人訳注『孟子』（下）岩波文庫、一九七二年、三二八頁。

4　『老子』「第五十章」小川環樹訳注『老子』中公文庫、一九七三年、九七頁。

5　『荘子』「庚桑楚篇」金谷訳注『荘子』第三冊〔外篇・雑篇〕一九九頁。

6　古代中国の養生思想の展開については、坂出祥伸編『中国古代養生思想の研究』平河出版社、一九八八年、を参照。とくに、古代諸思想との関連については、同書第二章「古代諸思想と養生説」所収の八論文において詳細に論及されている。また、坂出祥伸『道教と養生思想』ぺりかん社、一九九二年、および坂出祥伸『「気」と養生　道教の養生術と呪術』人文書院、一九九二年、を参照。

7　以下の「道教」の定義と解釈は、福井康雄順・山崎宏・木村英一・酒井忠夫『道教一道教とは何か』平河出版社、一九八三年の酒井忠夫・福井文雅「道教とは何か」六―一〇頁を参照。

8　石田秀実『中国医学思想史』東京大学出版会、一九九二年、一〇五頁。

9　『黄帝内經』『正統道藏』太玄部、新文豊出版公司版第三五冊～第三六冊、所収。

10　同前、五五八頁。

11　同前、五五九頁。

12　嵇康『養生論』蕭統撰・小尾郊一校訂『文選七』（『全釈漢文大系』第三二巻、集英社、一九七七年、一一―二六頁）。

13　同前、一一頁。

14　同前、一四頁。

15　葛洪『抱朴子』内篇・下篇（『正統道藏』太清部、新文豐出版公司版第四七冊、所収）。
16　坂出祥伸「張湛『養生要集』佚文とその思想」『東方宗教』第六八号、日本道教学会、一九八六年、なお、坂出『道教と養生思想』に「張湛『養生要集』の復原とその思想」、一〇七—一四一頁に再録。
17　陶弘景集『養性延命録』（『正統道藏』洞神部方法類、新文豐出版公司版第三一冊、所収）。
18　同前、八三—八四頁。
19　同前、七九頁。
20　同前、八一頁。
21　同前、八三頁。
22　孫思邈『備急千金要方』（『正統道藏』太平部、新文豐出版公司版第四四冊、所収）。
23　孫思邈『孫真人攝養論』（『正統道藏』洞神部方法類、新文豐出版公司版第三一冊、所収）。
24　孫思邈『攝養枕中方』（張君房集『雲笈七籤』巻第三十二「雜修攝」に所載、『正統道藏』太玄部、新文豐出版公司版第三七冊、所収）。
25　張君房集『雲笈七籤』（『正統道藏』太玄部、新文豐出版公司版第三七冊～第三八冊、所収）。
26　曽慥集『道樞』（『正統道藏』太玄部、新文豐出版公司版第三五冊、所収）。
27　『修眞十書』（『正統道藏』洞眞部方法類、新文豐出版公司版第七冊、所収）。
28　蒲處貫撰『保生要録』（『正統道藏』洞神部方法類、新文豐出版公司版第三一冊、所収）。
29　李鵬飛集『三元延壽參贊書』（『正統道藏』洞神部方法類、新文豐出版公司版第三一冊、所収）。
30　冷謙『修齡要指』（曹溶編『學海類編』「保攝」に所載、『逍遥子導引訣外四種』叢書集選一四九、新文豐出版公司に所収）。
31　陳繼儒『養生膚語』（曹溶編『學海類編』「保攝」に所載、『養生膚語外四種』叢書集選一五一、新文豐出版公司に所収）。
32　鐵峰居士編纂『保生心鑑』一五〇六年、復刻、坂出祥伸監修『中国養生叢書　第四輯』谷口書店、一九八八年。
33　周履靖編『益齡單』（『夷門廣牘』に所載、『益齡單外一種』叢書集選一五〇、新文豐出版公司に所収）。
34　周履靖編『赤鳳髓』一五七八年（『夷門廣牘』に所載、『赤鳳髓』叢書集選一四八、新文豐出版公司に所収）。
35　息齋居士述『攝生要語』（曹溶編『學海類編』「保

攝」に所載、『養生膚語外四種』叢書集選一五一、新文豊出版公司に所収)。

36 袁黄『攝生三要』(曹溶編『學海類編』「保攝」に所載、『養生膚語外四種』叢書集選一五一、新文豊出版公司に所収)。

37 寧献王朱權『活人心法』、復刻、坂出監修『中国養生叢書　第一輯』谷口書店、一九八八年。

38 龔居中輯著『五福全書』一六三〇年、復刻、坂出監修『中国養生叢書　第二輯』谷口書店、一九八八年。

39 龔居中纂著『萬壽丹書』一六三一年、復刻、坂出監修『中国養生叢書　第三輯』谷口書店、一九八八年。

40 高濂『雅尚齋遵生八牋』一五九一年(京都大学医学部附属図書館富士川文庫蔵本)。

41 曹無極『萬壽仙書』一六八九年、復刻、坂出監修『中国養生叢書　第一輯』谷口書店、一九八八年。

42 喜多村利且編著(坂出祥伸・小林和彦訓注)『導引體要』谷口書店、一九八六年、の坂出「解説・導引の沿革」二一四—二一五頁。

【本章での中国養生論刊行の概史および執筆者の経歴については、以下の文献を参照】

喜多村利且編著(坂出祥伸・小林和彦訓注)『導引體要』谷口書店、一九八六年、の坂出「解説・導引の沿革」一—四三頁。

吉元昭治『道教と不老長寿の医学』平河出版社、一九八九年。

吉元昭治『養生外史——不老長寿の思想とその周辺——中国編』医道の日本社、一九九四年。

李遠国(大平桂一・大平久代訳)『道教と気功——中国養生思想史——』(原題『道教気功養生学』他、人文書院、一九九五年　原著、一九八八年他)。

韓廷傑・韓建斌『道教與養生』文津出版社、一九九七年。

曽錦坤『中醫與養生』文津出版社、一九九九年。

陳櫻寧『道教與養生』草文出版社、二〇〇一年。

●第2章

1 富士川游『日本醫學史綱要』一、一九三三年、日本醫史學會、復刊、小川鼎三校注『日本医学史綱要』平凡社、一九七四年、一四頁。

2 丹波康頼撰『醫心方』「巻二六　延年方」「巻二七　養生」九八四年、復刻、出版科学総合研究所、一九七八年。

3　第1章、注16を参照。
4　釋蓮基撰述『長生療養方』一一八四年、塙保己一編纂『續羣書類従』第三一輯上雑部、續群書類従完成会、一九二四年、所収。
5　丹波行長撰述『衛生秘要鈔』一二八八年、塙編纂『續羣書類従』第三一輯上雑部、所収。
6　丹波嗣長撰述『遐年要鈔』刊年不詳、塙編纂『續羣書類従』第三一輯上雑部、所収。
7　丹波行長撰述『衛生秘要鈔』(『續羣書類従』第三一輯上雑部、二〇五頁)。
8　同前、二〇七頁。
9　丹波嗣長撰述『遐年要鈔』(『續羣書類従』第三一輯上雑部、一三四頁)。
10　明菴栄西『喫茶養生記』一二一四年、古田紹欽『日本の禅語録　第一巻　栄西』講談社、一九七七年、三八六—三九八頁。
11　同前、三八七頁。
12　竹田昭慶撰述『延壽類要』一四五六年、塙編纂『續羣書類従』第三一輯上雑部、所収。
13　「陰陽五行」説の「相生相尅」論、「運気」論は、「木は火を生じ、火は土を生じ、土は金を生じ、金は水を生じ、水はまた木を生ず」とされるような、自然の五つの基本属性間の派生関係と抑制関係を説明する概念、およびその「五行」の「気」の運動理論であり、五行のそれぞれを五臓六腑、感覚器、経絡に配当する高度の抽象性と観念性を帯びた自然現象と生理現象の認識論とされる(長浜善夫『東洋医学概説』創元社、一九六一年、四六—四七、一六六—一六七頁、を参照)。
14　曲直瀬道三『雖知苦菴養生物語』三宅秀、大澤謙二編『日本衛生文庫』第一輯、所収。なお、『日本衛生文庫』全六輯の初版は、教育新潮研究會。一九一七年、復刻は、全三巻に合巻されて、日本図書センター、一九七九年。以下、『日本衛生文庫』よりの引用は、復刻版によるも頁数は旧版による。以下の各章では、『日本衛生文庫』と略記。
15　同前、二三三頁。
16　曲直瀬玄朔『延壽撮要』一五九九年、塙編纂『續羣書類従』第三一輯上雑部、所収。
17　同前、二四六頁。
18　同前、二四八頁。
19　同前、二六〇頁。

【本章の医家の略歴や養生論刊行の概史については、以下の文献を参照】

富士川游『日本醫學史綱要』一・二、日本醫史學會、一九三三年、復刊、小川鼎三校注『日本医学史綱要』平凡社、一九七四年。

石原保秀『皇漢醫學小及導引の史的考察』一九三三年、復刊、早島正雄編『東洋医学通史——漢方・針灸・導引医学の史的考察——』自然社、一九七九年。

吉元明治『養生外史——不老長寿の思想とその周辺——日本編』医道の日本社、一九九四年。

瀧澤刊行『近代日本健康思想の成立』大空社、一九九三年。

●第3章

1 尾藤正英『江戸時代とはなにか——日本史上の近世と近代——』岩波書店、一九九二年。
2 水谷三公『江戸は夢か』筑摩書房、一九九二年。
3 名古屋玄醫『養生主論』一六八三年(『日本衛生文庫』第五輯所収)。
4 同前、七頁。
5 同前、八頁。
6 竹中通菴『古今養性録』一六九二年(覆刻版、自然と科学社、一九八五年)。
7 貝原益軒著・石川謙校訂『養生訓・和俗童子訓』岩波文庫、一九六一年。
8 例えば、汲田克夫『近代保健思想史序説』医療図書出版社、一九七四年など。
9 源了圓『徳川合理思想の系譜』中央公論社、一九七二年、三〇頁。
10 同前、三六頁。
11 益軒『養生訓』三三—三四頁。
12 同前、六七頁。
13 同前、一〇四頁。
14 同前、五一頁。
15 同前、一二五頁。
16 同前。
17 井上忠『貝原益軒』吉川弘文館、一九六三年、二九六—二九七頁。
18 益軒『養生訓』四二—四三頁。
19 貝原益軒『愼思録』(井上哲次郎・蟹江義丸編『日本倫理彙編』巻之八、育成會、一九〇八年、一二頁)。
20 麥谷文夫「中国養生文化の伝統と益軒」(横山俊夫編『貝原益軒　天地和楽の文明学』平凡社、一九九五年、三五—二五七頁)。
21 益軒『養生訓』四二頁。
22 同前、二四頁。

23　塚本明「倹約と養生――益軒養生論の特質と受容」（横山俊夫編『貝原益軒　天地和楽の文明学』平凡社、一九九五年、二八九―三一四頁）。
24　同前、五五頁。
25　子安宣邦「儒教文化の多様性」一九九八年、『方法としての江戸　日本思想史と批判的視座』ぺりかん社、二〇〇〇年、六七―九三頁。
26　芝田祐祥『人養問答』一七一五年（『日本衛生文庫』第五輯所収）。
27　同前、五四頁。
28　同前、六九頁。
29　同前、七〇頁。
30　香月牛山『老人必用養草』一七一六年（『日本衛生文庫』第二輯所収）。
31　同前、一八―一九頁。
32　益軒『養生訓』一六四頁。
33　原省庵『夜光珠』一七二七年（『日本衛生文庫』第六輯所収）。
34　同前、二六九頁。
35　白隠慧鶴『夜船閑話』一七五七年（『日本衛生文庫』第二輯所収）。
36　同前、二三三頁。
37　同前、二二六頁。
38　杉本勲『近世日本の学術』法政大学出版局、一九八二年、および杉本勲編『科学史』（体系日本史叢書一九）山川出版社、一九六七年。
39　杉本編『科学史』一四八―一五三頁。
40　山鹿素行『謫居童問』（國民精神文化研究所編『山鹿素行集』第六巻、目黒書店、一九四四年、二七八頁）。
41　同前、二三一頁。
42　伊藤仁齋『語孟字義』（吉川幸次郎編『伊藤仁齋・伊藤東涯』日本思想大系三三、岩波書店、一九七一年、二七頁）。
43　荻生徂徠『辨名』（丸山眞男他編『荻生徂徠』日本思想大系三六、一九七三年、一五〇頁）。
44　荻生徂徠『辨道』（丸山他編『荻生徂徠』二八頁）。
45　荻生徂徠『學則』（丸山他編『荻生徂徠』一九七頁）。
46　吉益東洞『醫斷』（『日本哲學全書』第七巻、三〇三頁）。
【なお、本章における医家の略歴および養生論刊行の概史については、以下の文献を適宜参照した。】

富士川游『日本醫學史綱要』一・二、日本醫史學會、一九三三年（復刊、小川鼎三校注『日本医学史綱要』平凡社、一九七四年）。

石原保秀『皇漢醫學小及導引の史的考察』一九三三年（復刊、早島正雄編『東洋医学通史――漢方・針灸・導引医学の史的考察――』自然社、一九七九年）。

●第4章

1 代表的には、三枝博音『三浦梅園の哲学』第一書房、一九四一年。また、三浦梅園の人体認識と医学観については、近藤均の一連の研究があり、吉田忠・深瀬泰旦編『東と西の医療文化』思文閣出版、二〇〇一年所収の近藤均「三浦梅園の解剖学的知見の変容過程」（一一五―一三五頁）に近藤の一連の研究が紹介されている。
2 三浦梅園『養生訓』（梅園会編『梅園全集下巻』弘道館、一九一二年）二六八頁。
3 同前、二六八頁。
4 三浦梅園『贅語』三「身生帙」上（『梅園全集上巻』）三九三頁。
5 前掲、白隠彗鶴『夜船閑話』七二頁。
6 同前、二六八頁。
7 同前、二八九頁。
8 三浦梅園『垂綸子』。
9 林屋辰三郎「化政文化の歴史的位置」（林屋編『化政文化の研究』岩波書店、一九七六年）一九頁。
10 同前、一五―一八頁。
11 西山松之助「江戸文化と地方文化」（西山『近世文化の研究』西山松之助著作集第四巻　吉川弘文館一九八三年）一四三―一八七頁。
12 頼祺一「固有文化の成熟」（歴史学研究会・日本史研究会編『講座日本歴史　六　近世』東京大学出版会　一九八五年）一五一―一六一頁。
13 『衛生文庫』三五四頁。
14 同前、四四―四五頁。
15 同前。
16 同前、四一頁。
17 同前、四五頁。
18 同前、三六頁。
19 同前。
20 同前、三八―三九頁。
21 同前、五九頁。
22 同前。
23 『衛生文庫』六。
24 『衛生文庫』四、二六〇頁。

25　同前、二六一頁。
26　同前、二八五頁。
27　吉益東洞『医事或問』（古島敏雄他編『近世科学思想下』日本思想大系六三、岩波書店、一九七一年、三四九頁）。
28　同前、三四五頁。
29　同前。
30　同前、二七六―二七七頁。
31　同前、二七八頁。
32　同前、三〇三頁。
33　同前、三〇一頁。
34　同前、二六九頁。
35　同前、二七〇頁。
36　京都大学医学部附属図書館「富士川游文庫」蔵本（以下、「富士川文庫本」と記す）。
37　同前。
38　『衛生文庫』五、三五六頁。
39　同前、三三九頁。
40　東京大学附属総合図書館「土肥慶蔵文庫」蔵本（以下、「顎軒文庫本」と記す）。
41　同前。
42　同前。
43　同前。
44　岩波『養生訓』、五七頁。
45　筑波大学附属図書館蔵本（以下「筑波大学本」と記す）。
46　同前。
47　同前。
48　「顎軒文庫本」。
49　『衛生文庫』一、五三頁。
50　同前、五二頁。
51　同前、五〇頁。
52　同前、三一頁。
53　同前、三二頁。
54　同前、三七―三八頁。
55　同前、四二―四三頁。
56　同前、七一頁。
57　『衛生文庫』五、一〇九頁。
58　同前、一一〇頁。
59　同前、一一〇―一一一頁。
60　同前、一一三頁。
61　同前、一一一頁。
62　同前、一二三頁。
63　同前、一三九頁。

64 同前、一四一頁。
65 同前、一四二頁。
66 東京大学附属総合図書館「南葵文庫」蔵本（以下、「南葵文庫本」と記す）。
67 同前。
68 同前。
69 同前。
70 同前。
71 『衛生文庫』三、一七三頁。
72 同前、一四七頁。
73 同前、一七二頁。
74 同前、一五〇―一五一頁。
75 『衛生文庫』一、一五七頁。
76 同前、一五四頁。
77 同前、一五七頁。
78 同前、一五一―一五二頁。
79 同前、一六〇頁。
80 同前、一六一頁。
81 同前、一五二頁。
82 窪徳忠「道教」（宇野精一他編『講座東洋思想三 中国思想 道家と道教』東京大学出版会、一九六七年）二六三頁。
83 『衛生文庫』二、二六四頁。
84 『衛生文庫』一、三五二頁。
85 同前、三五二―三五三頁。
86 同前、三五四頁。
87 同前、三五七頁。
88 今村嘉雄「日本近世の導引」（『東京教育大学体育学部紀要』第二巻 一九六二年）三八頁。
89 前掲、『衛生文庫』一、三六一頁。
90 同前、三五四頁。
91 同前、三六七頁。
92 石川謙『心学教化の本質並発達』章華社、一九三一年、三七頁。
93 石川謙前掲書の他に、石川謙『石門心学史の研究』岩波書店、一九七五年（複刻版）。
94 『大日本風教叢書』（足立四郎吉編）大日本風教叢書刊行会、一九一九年、六頁。
95 同前。
96 同前、五―六頁。
97 前掲、石川謙『心学教化の本質並発達』三四頁。
98 前掲、『大日本風教全書』一〇頁。
99 同前、七―一〇頁。
100 同前、二八頁。

101 『日本教育思想大系七　近世庶民教育思想　石門心学　下』日本図書センター、一九七九年、二八〇頁。
102 同前、二八〇―二八一頁。
103 同前、二八二頁。
104 同前。
105 同前。
106 同前、二八三頁。
107 同前。
108 同前。
109 同前、二八三―二八四頁。
110 同前、二八四頁。
111 同前、二八五頁。
112 石田梅岩『都鄙問答』(『日本教育思想大系七　近世庶民教育思想　石門心学上』日本図書センター、一九七九年)六九四―七一九頁を参照。
113 前掲、『日本教育思想大系七　近世庶民教育思想　石門心学　下』二九一頁。
114 本居宣長『排蘆小船』(『本居宣長全集』第二巻、筑摩書房、一九六八年)四五頁。
115 『衛生文庫』一、一〇七頁。
116 同前、一〇七―一〇八頁。
117 同前、一〇八―一〇九頁。
118 同前、一〇九頁。
119 同前、一一〇頁。
120 源了圓『徳川合理思想の系譜』中央公論社、一九七二年、一一四頁。
121 岩波『養生訓』七頁。
122 本居宣長『宇比山踏』(『本居宣長全集』第一巻、筑摩書房、一九六八年)二九頁。
123 同前、二九―三〇頁。
124 前掲、『衛生文庫』一一一頁。
125 同前。
126 丸山真男『日本政治思想史研究』東京大学出版会、一九八三年、二七三頁。
127 『衛生文庫』三、一一五頁。
128 同前、一二二頁。
129 同前、一二三頁。
130 同前、一二四頁。
131 神崎四郎編『権田直助集』(国学大系第二〇巻)国民社創立事務所、一九四四年、一七三頁。
132 前掲、『衛生文庫』一、一一三頁。
133 佐藤昌介『洋学史の研究』中央公論社、一九八〇年、三頁。

134 同前、七四頁。
135 『衛生文庫』一、三頁。
136 同前、四頁。
137 同前、七頁。
138 同前、八頁。
139 同前、九頁。
140 同前、一三―一四頁。
141 『衛生文庫』一、一七一頁。
142 同前、一七二頁。
143 同前。
144 同前、一八六頁。
145 同前、一八七頁。
146 同前。
147 同前。
148 『衛生文庫』三、一九一頁。
149 『衛生文庫』四、三〇頁。
150 前掲、『衛生文庫』三、二七〇頁。
151 同前、二五四頁。
152 前掲、『衛生文庫』四、三六頁。
153 『衛生文庫』二、一一二頁。
154 同前。
155 同前、一一四頁。
156 同前、一一六頁。
157 『通俗経済文庫』四、通俗経済叢書刊行会、一九一六―一九一七年、三〇三頁。
158 同前、三〇五頁。
159 同前、三〇六頁。
160 同前、三〇七頁。
161 同前、三一三頁。
162 「頤軒文庫本」。
163 同前。
164 「頤軒文庫本」。
165 同前。
166 『衛生文庫』一、二六一頁。
167 同前。
168 同前。
169 同前、二六三頁。

●第5章

1 丹波康頼撰『醫心方』巻第二七養生（出版科学総合研究所、一九七八年）。
2 『衛生文庫』一、五三頁。
3 同前、二九頁。
4 「頤軒文庫本」。

5 『衛生文庫』一、一七五頁。
6 『衛生文庫』三、三二四頁。
7 「富士川文庫本」。
8 同前。
9 『衛生文庫』一、二八一頁。
10 同前。
11 同前、二八三頁。
12 同前。
13 同前、二八四頁。
14 同前、二八七頁。
15 同前、二八九頁。
16 同前、二九二頁。
17 『衛生文庫』三、三頁。
18 同前、四頁。
19 同前、五頁。
20 同前、七―八頁。
21 同前、一一頁。
22 同前、九―一〇頁。
23 同前、一七頁。
24 同前。
25 同前、一八頁。
26 同前、二〇頁。
27 同前、三一頁。
28 同前。
29 『衛生文庫』四、一二四頁。
30 同前、一四〇―一四一頁。
31 同前、一四一頁。
32 同前、一三六頁。
33 同前、二〇六頁。
34 板坂元『町人文化の開化　日本の古典四』講談社現代新書、一九七五年、三〇頁。
35 同前。
36 同前、三一頁。
37 水田潤『仮名草子の世界――未分化の系譜』桜楓社、一九八一年、一二頁。
38 同前、三三頁。
39 長友千代治『近世貸本屋の研究』東京堂出版、一九八二年、一五四頁。
40 『衛生文庫』三、四四―四六頁。
41 『衛生文庫』四、二六〇頁。
42 『衛生文庫』五、三八七頁。
43 『衛生文庫』一、三九頁。
44 同前、五〇頁。
45 同前、五二頁。

46 『衛生文庫』一、七―八頁。
47 同前、八頁。
48 『衛生文庫』三、一九三―一九四頁。
49 『衛生文庫』四、三〇頁。
50 同前、二四頁。
51 『衛生文庫』一、一八六頁。
52 同前、一八七―一八八頁。
53 宇田川玄眞『西説医範提綱』は、今日の医学用語の少なからぬものを訳出しており、陸舟菴『養生訓』の記述に重複している部分もある(「土肥文庫本」『西説医範提綱』参照)。
54 『衛生文庫』二、二〇五頁。
55 『衛生文庫』一、四頁。
56 同前、五頁。
57 『衛生文庫』三、四五頁。
58 「筑波大学本」「巻之下」。
59 『衛生文庫』四、二七六頁。
60 同前、二七六―二七七頁。
61 同前、二七八頁。
62 「顎軒文庫本」「上之巻」。
63 『衛生文庫』四、二八〇頁。
64 同前、二八一頁。
65 『衛生文庫』三、四四―四五頁。
66 「筑波大学本」「巻之下」。
67 同前。
68 岩波『養生訓』九〇頁。
69 『衛生文庫』一、四六頁。
70 『衛生文庫』五、一一三頁。
71 同前、一一三―一一四頁。
72 『衛生文庫』一、一六一頁。
73 『衛生文庫』一、一七三頁。
74 同前、一七五頁。
75 同前。
76 『衛生文庫』三、二〇九頁。
77 同前、二〇九頁。
78 同前、二二〇頁。
79 同前、二二二頁。
80 「富士川文庫本」。
81 『衛生文庫』三、三六頁。
82 『衛生文庫』一、一二一頁。
83 同前、三〇三頁。
84 『衛生文庫』五、三五五頁。
85 「顎軒文庫本」「上」。
86 『衛生文庫』三、三六頁。

87 同前、二四頁。
88 『衛生文庫』一、五〇―五一頁。
89 同前、五〇頁。
90 『衛生文庫』一、一一二―一一三頁。
91 同前、三六四頁。
92 『衛生文庫』四、三〇二頁。
93 「筑波大学本」「巻之中」。
94 同前。
95 『衛生文庫』四、三〇三頁。
96 『衛生文庫』一、三六六頁。
97 同前。
98 今村嘉雄「日本近世の導引」吉原瑛「中国近世の導引」(『体育学研究』第一一巻第四号、一九六七年)。
99 『衛生文庫』二、一一四頁。
100 同前、一一六頁。
101 『衛生文庫』一、二九四頁。
102 今村前掲論文「日本近世の導引」三七―三九頁。
103 『衛生文庫』一、一九〇頁。
104 岩波『養生訓』三〇頁。
105 『日本教育思想体系七　近世庶民教育思想　石門心学　下』日本図書センター、一九七九年、二八三―二八四頁。
106 『衛生文庫』五、三七三頁。
107 『衛生文庫』三、五九頁。
108 「顎軒文庫本」「上」。
109 「筑波大学本」「巻之上」。
110 『衛生文庫』五、三五七頁。
111 「南葵文庫本」。
112 『衛生文庫』三、一五四―一五五頁。
113 『衛生文庫』一、三六一頁。
114 同前、三六四頁。
115 前掲、『日本教育思想体系七　近世庶民教育思想　石門心学　下』二九一頁。
116 前掲「南葵文庫本」。
117 同前。
118 『衛生文庫』三、一六一―一八二頁。
119 同前、一五六頁。
120 前掲「南葵文庫本」。
121 前掲、『日本教育思想体系七　近世庶民教育思想　石門心学　下』二九一頁。
122 『衛生文庫』一、一六七頁。
123 同前、八頁。
124 同前、一八六頁。
125 岩波『養生訓』九七頁。

126　「富士川文庫本」。
127　『衛生文庫』四、二六九頁。
128　「顎軒文庫本」「上」。
129　「顎軒文庫本」。
130　『衛生文庫』三、一九一頁。
131　『衛生文庫』一、一二七頁。
132　「顎軒文庫本」。
133　土肥慶蔵『世界黴毒史』メディカル出版、一九二一年（一九七三年復刻）。
134　「顎軒文庫本」。
135　『衛生文庫』一、四八―四九頁。
136　『衛生文庫』三、二三三頁。
137　同前、二二四頁。
138　同前。
139　横山紘一「養生論の文化」（林屋辰三郎編『化政文化の研究』岩波書店、一九七六年、四六〇頁）。
140　立川昭二『近世病草紙』平凡社、一九七九年、三二五頁。
141　同前、三三五頁。
142　『衛生文庫』一、三三一頁。
143　同前、三三三頁。
144　同前、三五―三六頁。
145　「筑波大学本」「巻之中」。
146　同前。
147　同前。
148　同前。
149　『衛生文庫』一、一五三頁。
150　同前、一五七―一五八頁。
151　同前、一五九頁。
152　同前、三九頁。
153　『衛生文庫』一、一一二頁。
154　「筑波大学本」「巻之中」。
155　『衛生文庫』一、一五三頁。
156　同前、五頁。
157　前掲、丹波康頼撰『醫心方』巻第二七養生。
158　同前。
159　『衛生文庫』六、二五六頁。
160　『衛生文庫』五、七頁。
161　岩波『養生訓』二八頁。
162　同前、五六頁。
163　同前、五七頁。
164　『衛生文庫』四、一八六頁。
165　「筑波大学本」「巻之上」。
166　前掲、『日本教育思想体系七　近世庶民教育思

石門心学　下』二九一頁。
167　『衛生文庫』三、四二頁。
168　『衛生文庫』三、一五〇頁。
169　『衛生文庫』五、三四四頁。
170　「顎軒文庫本」「上」。
171　『通俗経済文庫』四、通俗経済叢書刊行会、一九一六―一九一七年　三〇七頁。
172　『衛生文庫』一、三六七頁。
173　大田尭他編『民間教育史事典』評論社、一九七五年、一三五頁。
174　岩波『養生訓』二七頁。
175　『衛生文庫』五、三五九頁。
176　『衛生文庫』一、一一一頁。
177　『衛生文庫』三、三二四―三二五頁。
178　「顎軒文庫本」。
179　「南葵文庫本」。
180　『衛生文庫』一、一一三頁。
181　同前、一一五頁。
182　同前。
183　同前、一〇九頁。

●第6章

1　長友千代治『近世貸本屋の研究』東京堂出版、一九八二年、二〇頁。
2　同前、三六頁
3　以下の整理は、『大惣蔵書目録と研究　本文篇』青裳堂書店、一九八三年、一五四―一五八、四三一―四三五、七三〇―七三二頁。
4　津田左右吉『文学に現はれたる我が国民思想の研究』岩波文庫、一九七七年。
5　家永三郎『日本文化史』岩波新書、一九五九年。
6　北島正元「化政期をどう評価したらよいか」(『歴史学研究』第二六二号、青木書店、一九六三年）七六頁。
7　林屋辰三郎編『化政文化の研究』岩波書店、一九七六年。
8　『岩波講座日本歴史』第一三巻、岩波書店、一九六四年、所収（『西山松之助著作集四　近世文化の研究』吉川弘文館　一九八三年、一四三―一八三頁）。
9　杉仁「化政期の社会と文化」(青木美智男・山田忠雄編『天保期の政治と社会　講座　日本近世史六』有斐閣、一九八一年)一八頁。
10　武陽隠士『世事見聞録』(『日本庶民生活史料集成』第八巻、三一書房、一九六九年)。

11 同前、六六五頁。
12 化政期庶民の生活実情を描写した『文政年間漫録』では、農民・町人ともに決して安楽な生活ではなかったことを記載している（三田村鳶魚編『未刊随筆稿本二』米山堂、一九二七年、一二三―一二六頁）。
13 林屋辰三郎「化政文化の歴史的位置」前掲、林屋編『化政文化の研究』三四頁。
14 西山前掲論文『岩波講座日本歴史』第一三巻所収、一六二―一六三頁。
15 前掲、林屋編『化政文化の研究』三四三頁。
16 同前、三四四頁。
17 同前、三四五頁。
18 『衛生文庫』三、三二六頁。
19 三枝博音「西欧化日本の研究」（吉田光邦他編『三枝博音著作集一二』中央公論社、一九七三年）九〇頁。
20 倉野憲司校訂『古事記』岩波文庫、一九六五年一八頁。
21 丸山眞男『日本政治思想史研究』東京大学出版会、一九八三年、三五頁。
22 『衛生文庫』三、三九頁。
23 『衛生文庫』五、三八七頁。
24 「南葵文庫本」。
25 『衛生文庫』四、三四七頁。
26 『日本教育思想体系七 近世庶民思想 石門心学下』日本図書センター、一九七九年、二八四頁。
27 「筑波大学本」。
28 『衛生文庫』三、三八―三九頁。
29 『衛生文庫』五、一一〇―一一一頁。
30 岩波『養生訓』二四―二五頁。
31 『衛生文庫』一、三五四頁。
32 『衛生文庫』四、二五六―二五七頁。
33 「顥軒文庫本」。
34 『衛生文庫』一、一〇七頁。
35 同前、一八―二九頁。
36 『衛生文庫』四、三三〇―三三一頁。
37 同前、三三二頁。
38 同前、三三三頁。
39 同前、三三五頁。
40 同前、三三七―三三八頁。
41 同前、三四三頁。
42 同前、三四七頁。
43 同前、三四八頁。
44 同前、三五四頁。

45 同前、三五八―三五九頁。
46 『衛生文庫』三、三一四頁。
47 同前、三三一頁。
48 同前、三三三頁。
49 同前、三三四―三三五頁。
50 同前、三五五頁。
51 『衛生文庫』四、九七頁。
52 同前、九七頁。
53 同前。
54 同前。
55 同前、九八頁。
56 同前、九九頁。
57 同前、一〇一頁。
58 『衛生文庫』三、一九六頁。
59 柳田国男「女性生活史」(『定本 柳田国男集』第三〇巻、一九六四年、筑摩書房)二八―二九頁。
60 安丸良夫「生活思想に於ける「自然」と「自由」(相良亨他編『講座日本思想 一 自然』東京大学出版会、一九八三年)二六九頁。
61 『衛生文庫』一、二六三頁。
62 同前、二六九頁。
63 同前、二七一頁。
64 同前、二七二頁。
65 同前、二七二―二七三頁。
66 同前、二七三頁。
67 同前、二七三―二七四頁。
68 同前、二七四頁。
69 同前、二七六―二七七頁。
70 同前、二七七―二七八頁。
71 同前、二七九―二八〇頁。
72 同前、二六一―二六三頁。
73 以上の和歌は同前、二八〇―二八一頁。
74 『衛生文庫』一、一〇五頁。
75 筑波大学本、(巻之上)第2丁ォ。
76 同前、第2丁ゥ。
77 樺山紘一「養生論の文化」(林屋辰三郎編『化政文化の研究』岩波書店、一九七六年、四三五―四六九頁)。
78 前坊洋「心身論の日本的展開」(『東洋文化』復刊第五二号、一九八四年、一五―一七頁)。
79 樺山前掲論文「養生論の文化」四四四頁。
80 同前、四四五頁。
81 塚本明「倹約と養生――益軒養生論の特質と受容」(横山俊夫編『貝原益軒 天地和楽の文明学』平凡

社、一九九五年、二八九—三一四頁。

82 鈴木朖『養生要論』（『衛生文庫』一、一二七頁）。

83 樺山「養生論の文化」四四五頁。

84 同前、四四六頁。

85 同前。

86 塚本前掲論文「倹約と養生」三〇七頁。

87 **Foucault, M.**, *Historie de la Sexualite, 2-3*, Paris : Gallimard, 1984.（邦訳・田村俶訳『性の歴史』２・３、新潮社、一九八六—一九八七年）

88 田村訳『性の歴史』二、一三五—一三六頁。

89 同前、一三七頁。

90 同前、一三九—一四〇頁。

91 **Schipperges, H.**, *Die Kranken im Mittelalter*, Munchen : Verlag C. H. Beck, 1990, p.215.（邦訳：濱中淑彦監訳『中世の患者』人文書院、一九九三年）

92 *ibid.*, p.226.

93 近年、馬場秀雄は、嵆康の『養生論』および向秀（向子期）からの批判である『難養生論』への反論『答難養生論』の解釈にあたって、従来の主たる解釈であった「導養得理、以盡性命」すなわち、養生の理を得さえすれば生命の限界をきわめることができるとした主旨をさらに展開して、その主張は「禮」や「天命」といった制約から自由になり、人間の主体的努力による状況変革の可能性を論じたと解釈している（馬場秀雄「嵆康の養生論について」『國學院雑誌』第九五巻一〇号、一九九四年、一—一四頁）。

●結章

1 貝塚茂樹編『孔子　孟子』中央公論社、一九七八年、五三〇頁

2 三枝博音『西欧化日本の研究』（吉田光邦他編『三枝博音著作集一二』中央公論社、一九七三年）八一頁。

3 Mayeroff, M., *On Caring*, New York:Harper & Row, 1971.（邦訳・田村真・向野宣之訳『ケアの本質』ゆみる出版、一九八七年）

4 『養生訓』岩波書店　二四—二五頁。

5 同前、二五頁。

あとがき

日本における養生思想とそれをとりまく文化についてまとまった著作をつくったのは三度目になる。最初の著作『近代日本健康思想の成立』（大空社、一九九三年）は、近代日本における養生思想と衛生思想の交替に焦点をおきながら、その前提的理解として近世以前の養生思想とその内容を検討した。第二作となる『養生の楽しみ』（大修館書店、二〇〇一年）は、思想よりはむしろ養生法とそれにまつわる庶民の健康生活や文化を中心にして著したものであり、本来は本書の普及版を意図して刊行を目論んだのだが、結果は順序が逆になって、普及版が先に世に出ることになった。したがって本書との重複する部分が少なくないが、理由はそれである。

弁解めくが「思想」をあつかうことはやはり難しい。しかも、思想史研究は難しく書くことがなにやら是とされているようで、しかも歴史研究の中では哲学に近いこともあり、なかなかその「作法」も厳しいらしい。本書がいわゆる思想研究の書として及第点に達するかといえばそれが難しいことは私自身も承知している。

しかし、同時にこのようにも考える。哲学思想史ならいざ知らず、養生の思想は、中国思想における養生《ようせい》思想の研究は高度な知識を要するかもしれないが、日本の養生思想、特に近世の養生思想は庶民の生活に根ざした思想であり、それは広い幅にわたる生活の技術と文化によって支えられている。とすれば、そのような思想の研究もまた構えることなく、庶民の視線によってその生活と文化に即してそれなりに書き表すことができるのではあるまいか。ここで、養生論の思想について書くことに目的を絞って執筆に踏みきったのはそのような思いからである。

二一世紀に入って、俄かに生きることや老いること、そしてそれを支える身体の文化の問題がひときわ耳目をそばだたせている。養生の考え方もそこここで取りあげられるようになり、事実私もいくつかの原稿でそのようなことを書いた。見方を変えればタイムリーなのかも知れぬが、むしろ私が二〇年近く関心を抱いてきたことに対して、周囲が関心を持ち出したといった方が実感に近い。それだけ「養生」のことば、思想、そしてその内容は豊かに私たちを包んで逃すことがない。昨今もてはやされている「癒し」「ケア」などとも深く関わりながら、さらに深奥な生きることの楽しさと厳しさ、素朴さと強かさを語っている「養生」は、尽きることのないメッセージを私たちに送っている。

実は、まだこんな時代にならぬ一二年ほど前、当時立教大学教授で東京大学大学院教育学研究科でゼミを開講しておられた私の恩師である栗原彬先生（現、明治大学文学部教授）から本書の編集を担当いただいた世織書房の伊東晶宣氏を紹介していただいた。そのときから原稿を約し、草稿の入力をお願いし、原稿に手を入れ、伊藤さんにわたり、意見を交わし、また直しといったやり取りがいまこの「あとがき」を記す時点でも続いている。それだけ二人にはこのテーマと本のありようにこだわりがあったのである。

　いつまでたっても習作の域を越えられぬ自分に憤りながら、しかし「あることについて一〇〇年たっても読むに耐えるものを書く人間はその領域で一人いればいい」という伊藤氏の大胆不敵な言を真に受け、その一人が自分であれかしとの願いとともに「あとがき」にまでたどり着いた。

　末筆になったが、本書のきっかけを与えてくださった栗原彬先生、またこれまで私のこの方面での研究を導いていただいた寺崎昌男先生、東郷正美先生、入江宏先生、多田羅浩三先生に深い謝意を表したい。伊藤晶宣氏の本作りへの飽くなきこだわりと熱意への敬意とともに。

瀧澤利行

二〇〇二年九月三日　　四〇歳の誕生日に

著者略歴
瀧澤利行（たきざわ　としゆき）
1962年，東京都生まれ
1992年，東京大学大学院教育学研究科博士課程健康教育学専修修了．大阪大学医学部研究生，東京医科歯科大学医学部講師などを経て，1996年４月，茨城大学教育学部助教授，2002年４月，同教授，現在に至る．医学博士，教育学博士．
専攻は養生思想史，健康思想史，健康文化論
1994年に明治生命厚生事業団健康文化懸賞論文優秀賞，1999年に日本公衆衛生学会奨励賞受賞
著書に『近代日本養生論・衛生論集成』（編集）『近代日本健康思想の成立』（ともに大空社，1993年）『健康文化論』『養生の楽しみ』（ともに大修館書店，1998年，2001年）

養生論の思想

2003年６月１日　第１刷発行©

著　者	瀧澤利行
装　幀	間村俊一
発行者	伊藤晶宣
発行所	(株)世織書房
組版・印刷所	(株)マチダ印刷
製本所	協栄製本(株)

〒240-0003　神奈川県横浜市保土ヶ谷区天王町1丁目12番地12
電話045(334)5554　振替 00250-2-18694

落丁本・乱丁本はお取替いたします　Printed in Japan
ISBN4-906388-97-3